Intestino *y* Sentimientos

Sanar la relación entre
lo que comes y *cómo te sientes*

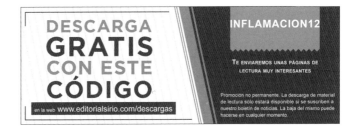

Título original: GUT FEELINGS: Healing the Shame-Fueled Relationship Between What You Eat and How You Feel
Traducido del inglés por Antonio Luis Gómez Molero
Diseño de portada: Editorial Sirio, S.A.
Maquetación: Toñi F. Castellón

© de la edición original
2023 de Will Cole

© del prólogo
2023 de Nicole LePera, PhD

© de la fotografía del autor
Tamara Muth-King

Edición publicada mediante acuerdo con Rodale Books, un sello de Random House, una división de Penguin Random House LLC

© de la presente edición
EDITORIAL SIRIO, S.A.
C/ Rosa de los Vientos, 64
Pol. Ind. El Viso
29006-Málaga
España

www.editorialsirio.com
sirio@editorialsirio.com

I.S.B.N.: 978-84-19685-39-1
Depósito Legal: MA-1365-2023

Impreso en Imagraf Impresores, S. A.
c/ Nabucco, 14 D - Pol. Alameda
29006 - Málaga

Impreso en España

Puedes seguirnos en Facebook, Twitter, YouTube e Instagram.

 El papel utilizado para la impresión de este libro está **libre de cloro** elemental (ECF) y su procedencia está certificada por una entidad independiente, no gubernamental, que promueve la sostenibilidad de los bosques.

Dr. WILL COLE

Intestino y Sentimientos

Sanar la relación entre
lo que comes y cómo te sientes

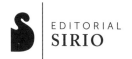

EDITORIAL
SIRIO

Amber, Solomon y Shiloh:
«Cuando mi cuerpo muera, mi alma seguirá siendo vuestra.
Nada desaparece. Tan solo cambia».

ÍNDICE

PRÓLOGO

Sentimientos viscerales. ¿Hay algo que pueda superar la importancia de estas señales que nos guían desde nuestra intuición más profunda? El doctor Will Cole, mi colega y amigo, nos presenta en este libro un nuevo paradigma que nos permite comprender la conexión inherente y fundamental entre nuestro cuerpo y nuestra mente. En sus páginas descubrirás que tu intestino funciona como un segundo cerebro y aprenderás a tomar el control de tu salud mediante un enfoque totalmente distinto. Al final de este libro, te sentirás plenamente capacitado* para crear un bienestar verdadero y duradero tanto para tu cuerpo como para tu mente.

Hoy en día, muchos nos sentimos deprimidos, ansiosos y con una actitud totalmente apática hacia la vida. Con el creciente acceso a la atención a la salud mental, surge la pregunta: ¿hay algo más profundo que no estamos teniendo en cuenta? En *Intestino y sentimientos*, el doctor Cole nos revela la increíble profundidad de lo que

---

* N. del T.: Por razones prácticas, se ha utilizado el masculino genérico en la traducción del libro. Dada la cantidad de información y datos que contiene, la prioridad al traducir ha sido que la lectora y el lector la reciban de la manera más clara y directa posible.

ocurre. Nos muestra la verdadera causa de numerosos síntomas comunes y problemas crónicos de salud, de una forma científica pero muy accesible.

El doctor Cole expone los aspectos científicos de la inflamación y los problemas intestinales, como el crecimiento excesivo de bacterias y el intestino permeable, que pueden provocar depresión, cambios de humor y otros trastornos de salud mental. Su explicación del origen subyacente de muchos síntomas comunes ofrece la pieza que les falta a los médicos tradicionales, que se centran, principalmente, en el tratamiento de estos síntomas. Comprender los factores que influyen en nuestros problemas de salud cotidianos aliviará en muchos casos el sufrimiento de un sinfín de cuestiones sin resolver y quizá incluso emociones más fuertes en aquellos que por primera vez en su vida sienten: «¡Por fin un médico que me entiende!».

Lo que el doctor Cole destaca por encima de todo es la conexión entre las emociones y los problemas de salud derivados de lo que él denomina *inflagüenza*. Como psicóloga holística que actualmente dirige una comunidad global de afiliados, he sido testigo del papel que desempeñan las emociones, especialmente el estrés, en el bienestar físico (o la enfermedad) de individuos de cualquier parte del mundo. También he visto múltiples casos de problemas emocionales derivados de desequilibrios físicos que vienen causados por la alimentación y el estilo de vida. Solo me cabe esperar que este libro llegue a manos de todos los profesionales de la salud mental para que dispongan de más información sobre la relación mente-cuerpo.

Creo que los mejores sanadores son profesionales de su oficio, y el doctor Will Cole es un auténtico profesional. Su experiencia trabajando con miles de personas de todo el mundo se traduce en una sabiduría incomparable y extraordinariamente profunda.

Trabaja a diario para compartir con los demás su propio bienestar mental y corporal, y difunde generosamente esta información y estas herramientas transformadoras a través de sus redes sociales. Ciertamente es un guía que nos inspira y nos muestra el camino hacia una vida más sana y feliz.

Estoy muy agradecida por el hecho de que este libro transformador haya llegado a tus manos. La información que ofrece cambiará tu manera de pensar, de comer y, en definitiva, de vivir. Las herramientas prácticas —especialmente el plan intestinal-emocional de 21 días— te mostrarán hasta qué punto los alimentos que ingieres a diario influyen en tu estado de ánimo y tu salud. Al final de este libro, tendrás la información que necesitas y una hoja de ruta para cambiarte (¡literalmente!) por dentro.

Dedícale tiempo a su lectura. Toma notas, si quieres. Luego, y esto es lo más importante, empieza a poner estas lecciones en práctica. Tu cuerpo y tu mente te lo agradecerán.

DOCTORA NICOLE LEPERA

INTRODUCCIÓN

Una idea para reflexionar: la conexión entre el intestino y las emociones

Se dice que ese pellizco que sentimos a veces en las entrañas es nuestro ángel de la guarda hablándonos. Esa intuición, profunda e inteligente, que te ha guiado y protegido a lo largo de tu vida. Se trata del inefable sexto sentido interior que, con su vocecita, te hace comprender, desde las tripas, que te protege. «Sentimientos viscerales», «corazonadas» y «mariposas en el estómago» son formas de denominar emociones que tienen un origen ancestral. De algún modo, la humanidad ha sabido siempre que el cuerpo habla y que el intestino es la sede del alma; y hoy, en nuestro mundo moderno, sabemos que, durante nuestra gestación, cuando estábamos en el vientre de nuestra madre, nuestro intestino y nuestro cerebro se formaron del mismo tejido, inextricablemente entretejidos en sagrada unión para el resto de nuestra vida.

Tu conexión intestino-cerebro es una galaxia de genialidad, un jardín cerebral de maravillas y sueños. La vasta confluencia de sinapsis y neuronas que contiene tu obra maestra cerebral podría llegar más allá de la luna, si la extendiéramos. Tu intestino también es inmenso, con más bacterias que células humanas, que superan en número a las estrellas del cielo. De hecho, los billones de células que componen tu cerebro y el resto de tu cuerpo se formaron a partir del mismo carbono, oxígeno y nitrógeno que esos cuerpos celestes que brillaron hace miles de millones de años. Eres literalmente polvo de estrellas convertido en persona: la encarnación del cosmos.

Si alguna vez has sentido esa repentina emoción de las mariposas en una primera cita o un dolor de estómago al recibir una mala noticia, ya has vivido de primera mano la conexión intestinal-emocional. No hay forma de evitarlo: existe una íntima relación bidireccional entre tu intestino y tus sentimientos que está presente todos los días de tu vida. Se trata de sentimientos viscerales que, del mismo modo en que pueden ofrecer innumerables estímulos para la esperanza, la curación y la autoprotección, en ocasiones están impregnados de vergüenza, ira y miedo, y se convierten en el mayor enemigo de tu salud. Cuando estos sentimientos viscerales actúan en nuestra contra, socavan nuestra salud y terminan creando desequilibrios físicos muy reales. Desde enfermedades autoinmunes hasta ansiedad, pasando por problemas de azúcar en sangre, niebla cerebral, desequilibrios hormonales o trastornos cardiacos, sea lo que sea lo que te aqueje, la conexión entre tu intestino y tus emociones juega un papel importante.

En el mundo occidental acostumbramos a separar la salud mental de la física, pero la verdad es que la salud mental *es* salud física. Nuestro cerebro forma parte de nuestro cuerpo, y no hay ningún trastorno de salud que no requiera la curación de ambos. Como médico especialista en medicina funcional, suelo referirme a menudo a que el intestino es el centro de la salud humana, ya que este órgano, además de controlar la digestión, también controla el sistema inmunitario, el metabolismo y el estado de ánimo. No se trata solo de que los desequilibrios de la salud física te afecten mental y emocionalmente; es que, además, lo que ocurre en tu mundo psicológico interior repercute en tus sistemas fisiológicos y en todas las células de tu cuerpo, a través de la conexión entre tu intestino y tus emociones.

Cuando les planteo esta conexión a mis pacientes, algunos no tienen el menor inconveniente en examinarla y replantearse su forma de entender la salud física. Sin embargo, a veces me encuentro con cierta resistencia. Si es tu caso, lo comprendo. Enfrentarnos al efecto de nuestro mundo emocional sobre nuestro cuerpo puede hacernos sentir fuera de control. ¿Por qué? Porque supone admitir que lograr una salud óptima no es, en absoluto, un camino recto, una misión fácil o una ecuación cuantitativa de X horas de sueño + Y gramos de verduras de hoja verde + Z entrenamientos a la semana.

Creo que todos podemos admitir que, en realidad, nos gustaría que la salud fuera así: «¡Dinos las reglas y las cumpliremos! Ofrécenos una lista de hábitos para gozar de buena salud, ¡y la seguiremos a rajatabla!». Nos encantaría conocer con exactitud las medidas que debemos tomar para mantenernos sanos y felices. Ni siquiera se nos había pasado por la cabeza que tuviéramos que replantearnos nuestro «mundo interior» y cultivar una relación más profunda con nosotros mismos y nuestro cuerpo.

Por no mencionar que, en un mundo en el que tenemos listas de tareas pendientes extensas, distracciones interminables, cada vez son más numerosos los locales para tomar zumos, hay gimnasios en cada manzana y tenemos los estantes llenos de suplementos (¿quién más tiene una caja llena de suplementos caducados en algún rincón de su casa?), ocuparnos de la salud de todo nuestro cuerpo es aún más importante. ¿Por qué? Porque muchos podemos pasar de una práctica y modalidad de bienestar a la siguiente sin reconocer el efecto que tiene en nuestro mundo mental y emocional y nuestra salud. Esto podría llevarnos a un ciclo de sufrimiento, de gastos y de preguntarnos constantemente qué es lo que estamos haciendo mal. Peor aún, la mayoría de los expertos en salud, libros de nutrición y planes dietéticos se centran únicamente en la salud física. Aunque el mundo actual está repleto de consejos sobre salud y bienestar, en realidad muy pocos de ellos abordan tanto el cuerpo como la mente.

Ahí es donde aparece la razón de ser de este libro. En las páginas siguientes, te proporcionaré un marco de trabajo para que comprendas mejor el efecto del mundo emocional en el físico y viceversa. Conforme vayas avanzando, aprenderás a alimentar tanto tu salud física como tu salud mental. La sanación de tu conexión intestinal-emocional es tanto una ciencia como un arte. Este libro mantiene ambas disciplinas en armonía para que puedas recuperar tu bienestar.

Esta obra es diferente de todo lo que he escrito hasta ahora. A medida que avances por las páginas que siguen, no hallarás recomendaciones estrictas sobre qué hacer y cuándo, ni una lista de alimentos que eliminar y otra de alimentos que comer durante los 21 días que dura el plan. En su lugar, encontrarás algo que te sorprenderá. Juntos emprenderemos un viaje lleno de luz y armonía, con muchos giros y sorpresas, que nos ayudará a descubrir cómo vivir una vida más sana y feliz. Piensa que este libro es como una llamada a la acción para reducir la velocidad, respirar y permitir que tu cuerpo haga lo que mejor sabe hacer: sanar.

¿Estás preparado para adentrarte en lo desconocido?

CAPÍTULO 1

Como es arriba, es abajo

La relación recíproca entre tus mundos físico y emocional

No me extraña que hayas levantado una ceja (o dos) al leer la introducción de este libro. Puede que incluso dudes de que exista un lado emocional en la salud. Si eso es así, te diría, por un lado, que sigas leyendo, y por otro, que trates de adoptar una actitud abierta. Después de trabajar durante años con personas de todo el mundo en mi clínica de teleasistencia de medicina funcional, he visto que el aspecto emocional de la salud afecta a muchísimas personas. Cuando me formaba como profesional de medicina funcional, me enseñaron a considerar al individuo como un todo, en lugar de ver el cuerpo como un conjunto de partes separadas sin relación entre sí, que es lo que se hace en el mundo de la medicina convencional. A menudo colaboro con médicos convencionales, terapeutas y médicos holísticos para organizar los mejores protocolos que la asistencia sanitaria puede ofrecer a mis pacientes (por eso a la medicina funcional también se la conoce como *medicina integrativa*), y actúo como una especie de «director de orquesta del bienestar» para ellos. El mundo mental, emocional y espiritual de una persona no es solo parte de ese cuadro holístico general, es la pieza fundamental.

Más adelante, profundizaremos en las razones fundamentales y específicas por las que nuestras vidas física y emocional están entrelazadas. Por ejemplo, hablaremos de cómo las bacterias intestinales pueden influir en nuestro estado de ánimo y de cómo el estrés provoca cambios fisiológicos que merman nuestra salud. Pero aún no hemos llegado a ese punto. En este momento, quiero hablar de las formas prácticas y cotidianas en que esta conexión entre el intestino y las emociones se manifiesta en nuestras vidas.

De qué manera influye lo físico en lo emocional

Gracias a años de experiencia clínica en nutrición y medicina del estilo de vida, sé que los factores de salud física son más que capaces de influir en tu mundo emocional. Tal vez estés sacudiendo la cabeza y pensando: «Por supuesto, doctor Cole, a nadie le gusta estar enfermo, tener dolor o padecer una enfermedad». Aunque es cierto que padecer una enfermedad crónica o temporal suele ser una experiencia emocional difícil, no me refiero necesariamente a las dificultades emocionales asociadas a una enfermedad diagnosticada o al trauma de una enfermedad aguda, por más que esto contribuya al ciclo de estrés y problemas de salud. De lo que hablo es de los trastornos menos evidentes de la salud física —como la inflamación crónica o los desequilibrios del microbioma intestinal— que pueden debilitar más sutilmente nuestra salud emocional día tras día, año tras año. Esta conexión físico-emocional es insidiosa porque suele pasar inadvertida para el mundo sanitario convencional, que trata la salud mental y la emocional como si el cerebro estuviera completamente desconectado del resto del cuerpo. Y, sin embargo, parece que cada día se descubren vínculos de trastornos de salud mental como la ansiedad, la depresión o el trastorno de estrés postraumático (TEPT) con factores de salud física, como la dieta, los niveles de inflamación o el estado del microbioma intestinal, lo que demuestra aún más claramente que el mundo físico y el emocional siempre han estado y estarán entrelazados.

Por poner algunos ejemplos:

- Cada vez más estudios afirman que la depresión podría estar causada por una inflamación sistémica crónica del organismo y demuestran que los alimentos antiinflamatorios reducen los síntomas de este trastorno.
- Los problemas intestinales, como la proliferación excesiva de levaduras o bacterias, se presentan a menudo en forma de cambios de humor, ansiedad y antojos persistentes de alimentos. Cuando un paciente acude con cualquiera de estos problemas mentales, lo primero que miro es el intestino.
- Los estudios han sugerido que un control inadecuado del sistema inmunitario y la inflamación pueden aumentar el riesgo de desarrollar TEPT tras un trauma.[1]
- Los estudios muestran que incluso una deshidratación leve puede estar relacionada con la ansiedad, la tensión y los trastornos del estado de ánimo, lo que demuestra que algo tan sencillo como beber más agua y favorecer el equilibrio electrolítico podría mejorar la salud mental.[2]
- Aquí tienes un dato que probablemente ya conozcas: llevar un estilo de vida más sedentario se ha relacionado con sufrir un mayor riesgo de ansiedad y depresión. Pero ¿sabías también que se ha demostrado que el ejercicio es tan eficaz, si no más, para reducir la depresión que los antidepresivos dispensados bajo receta médica? Es cierto.[3]

No tiene nada de raro que alguna vez te hayan dicho que los problemas de salud mental no tienen nada que ver con tu salud física; es algo que suele pasar. Pero tengo que decirte que la conexión entre ambas es muy real y resulta fundamental para tu salud y tu curación.

Cómo influye lo emocional en lo físico

Ahora que hemos visto cómo influye la salud física en la salud emocional, permíteme que te haga una pregunta: ¿has comido alguna vez una comida «sana» y has acabado hinchado y con dolores de estómago? A menudo eso se debe a que te sentaste a la mesa estresado y ansioso, comiste mientras estabas distraído o todavía en modo lucha o huida y luego volviste al ajetreo diario, sin un momento de paz o quietud. Al igual que la comida, nuestros pensamientos y emociones tienen el poder de hacernos sentir fatal o de alimentar nuestro cuerpo dotándolo de una salud radiante. En los años que llevo practicando la medicina funcional, me he encontrado con muchas de las siguientes situaciones:

- He visto a pacientes con problemas digestivos crónicos eliminar prácticamente todos los alimentos «desencadenantes» de su dieta y, sin embargo, ver cómo su salud digestiva seguía empeorando a causa del estrés crónico.
- He visto a pacientes probar todos los ejercicios y dietas que existen, pero seguir aferrados a su peso porque su cuerpo se ha quedado atascado en una reacción de lucha o huida con respecto a una relación abusiva o un trauma del pasado.
- He visto a pacientes probar todos los tratamientos convencionales y naturales para combatir su enfermedad autoinmunitaria, intentando someterla a la fuerza en lugar de descansar un poco de su trabajo extenuante o de su rutina de ejercicios.

- Tengo muchos pacientes que no saben qué fue primero: el problema digestivo o la depresión, la autoinmunidad o la ansiedad, las migrañas o el trastorno del estado de ánimo.

En el otro extremo:

- He visto a pacientes dejar un trabajo tóxico y recuperarse por completo de afecciones de salud que llevaban años empeorando.
- He visto a pacientes empezar a meditar y dedicarse a reducir su estrés y acabar curándose de problemas de fatiga crónica, desequilibrios hormonales, trastornos inflamatorios y otras muchas dolencias.
- He visto a pacientes empezar una terapia y acabar eliminando no solo la ansiedad y la depresión, sino también migrañas, alergias, síndrome del intestino irritable, psoriasis, acné... y la lista sigue hasta el infinito.
- He visto a montones de pacientes derrumbarse en las consultas *online* y admitir que se sienten tristes, desesperados, ignorados, desatendidos, enfadados o frustrados. Y estos mismos pacientes me cuentan luego que han sentido un alivio físico casi inmediato por el mero hecho de haber expresado sus emociones reprimidas y haber sido escuchados.

Cuando veo a alguno de estos pacientes pasar por experiencias como las que he mencionado antes, siempre me llama la atención la naturaleza extraordinariamente misteriosa y emocional de estas situaciones. A pesar de nuestros mejores esfuerzos por controlar ciertos aspectos de la salud tomando suplementos y medicamentos y comiendo todos los alimentos «correctos», si no tratamos el componente emocional de nuestra salud, jamás podremos curarnos de verdad. Estos son apenas algunos de los muchísimos momentos a lo largo de los años que me han convertido en un auténtico creyente en la reciprocidad entre la salud física y la emocional.

Inflagüenza

En mi libro *El espectro de la inflamación* describo la inflamación crónica como un fuego latente en el interior, un fuego que pasa desapercibido hasta que se convierte en una serie de problemas de salud. Pues bien, a lo largo de los años que llevo tratando a pacientes y ayudándolos a devolver una salud radiante a sus cuerpos y mentes, he visto cómo los pensamientos y emociones negativos pueden deteriorar la salud de forma sutil y sistemática, del mismo modo que lo hace la inflamación. De hecho, veo este fenómeno del sufrimiento emocional que causa sufrimiento físico tan a menudo que decidí ponerle un nombre: *inflagüenza.**

La inflagüenza está presente en cada uno de nosotros en algún grado y puede hacernos sentir abrumados, ansiosos, desesperanzados, sin rumbo y totalmente desconectados de nuestra intuición. Puede ser tanto la causa subyacente como el resultado de enfermedades crónicas: a menudo es lo único que nos impide estar completamente sanos. La inflagüenza nos hace sentir como si estuviéramos constantemente nadando a contracorriente y en guerra con nuestro cuerpo. Los pensamientos y las emociones son como nutrientes para la cabeza, el corazón y el alma; y, por desgracia, muchos nos hemos estado alimentando con comida basura durante muchísimo tiempo.

Así que ahora vamos a responder a la pregunta que muchos de vosotros os estáis haciendo: ¿por qué la vergüenza? De todas las emociones negativas de este mundo, ¿por qué recurrimos a la

---

* N. del T.: *Shameflammation* en inglés, término creado por el autor a partir de la unión de *shame,* 'vergüenza' e *inflammation,* 'inflamación'.

vergüenza para incluirla en el término que representa el impacto negativo de nuestro mundo emocional sobre el físico? Con el paso del tiempo, he aprendido que la vergüenza es quizá la emoción negativa más fuerte y dañina que existe. Brené Brown, renombrada investigadora de la vergüenza y la vulnerabilidad, afirma que «la vergüenza es mortal» y explica que esta emoción nos afecta a todos y moldea profundamente la forma en que actuamos en el mundo.[4]

Tras años tratando a pacientes con todo tipo de problemas de salud, puedo decir que en ningún otro ámbito entra más en juego la vergüenza que en lo referente a nuestro cuerpo y nuestra salud. A menudo esto es una enorme traba para la curación. Permíteme que te pregunte lo siguiente: cuando algo va mal con tu cuerpo o tu salud, por pequeño o grande que sea, ¿cómo te sientes? Probablemente la respuesta sea una mezcla de rabia, miedo y quizá incluso algo de pudor, ¿verdad? A mí eso me suena mucho a vergüenza. El hilo conductor de muchas emociones, especialmente las que tienen que ver con nuestro cuerpo y nuestra salud, suele ser la vergüenza. Las investigaciones demuestran que, como seres humanos, sentimos mucha vergüenza relacionada con la salud y que esta emoción puede tener un impacto significativo en nuestra capacidad para mantenernos sanos, curarnos de la enfermedad y tomar decisiones saludables. ¿Por qué? Porque cualquier tipo de vergüenza —ya esté relacionada con la comida, con nuestro cuerpo o con un problema de salud— nos hace sentir indignos de la salud radiante que anhelamos y nos sabotea cuando intentamos alcanzarla. Según los expertos, esta emoción se da en un espectro que va desde la timidez o la vergüenza (el bochorno, la turbación...) hasta un profundo sentimiento de inadecuación y miedo, pero al fin y al cabo todos estos sentimientos nos dicen una cosa: que no nos merecemos esa vida sana y feliz.

Por desgracia, a pesar de ser conscientes de que la vergüenza afecta a nuestra salud de diversas maneras, no sabemos mucho más debido a la falta de investigación en este campo. Existe un estudio fascinante en el que los investigadores llegaron a la conclusión de que el impacto de la vergüenza en nuestra salud «no se reconoce, no se investiga y no se teoriza lo suficiente en el contexto de la salud y la medicina». Y añadieron que la vergüenza puede tener un impacto significativo en el bienestar, la enfermedad y los comportamientos relacionados con la salud, y que la influencia de esta emoción solo puede describirse como «solapada, omnipresente y perniciosa».[5] Unas afirmaciones bastante fuertes, ¿verdad? Lo son, pero también son ciertas. No puedes sanar si estás inmerso en la vergüenza.

Y luego está la otra mitad de la palabra *inflagüenza*, que hace referencia a la inflamación. Este es un tema del que hablo mucho como profesional de la medicina funcional. En realidad, la inflamación es un proceso biológico que salva vidas y está diseñado de manera magistral para ayudar a protegerte de los daños. Cuando tu respuesta inflamatoria funciona como se supone que debería hacerlo, tu cuerpo lanza una respuesta inflamatoria protectora cada vez que te encuentres con un patógeno, como el virus de la gripe o una bacteria dañina como el estafilococo o el estreptococo, y envía células inmunitarias inflamatorias a la zona para acabar con la amenaza, eliminarla y devolver a tu cuerpo a un estado de calma. La inflamación también responde a las lesiones. ¿Te has roto alguna vez un hueso o te has torcido un tobillo y has notado que se enrojece, se inflama y duele? Esa es tu respuesta inflamatoria, que acude rápidamente a la zona para evitar que se extienda la lesión y animarte a descansar para que tengas tiempo de curarte.

No obstante, esto ocurre solo cuando la inflamación actúa tal y como fue diseñada. Y para gran parte de nosotros, desgraciadamente, no es así. Por el contrario, muchos sufrimos inflamación crónica. Esta inflamación crónica está causada por toda una lista de factores, como las toxinas de nuestro entorno, el exceso de azúcar en nuestra dieta y un estilo de vida sedentario. La inflamación crónica también puede desencadenarse por el estrés, la vergüenza y las experiencias emocionales difíciles. Y cuando la inflamación desencadenada por la vergüenza es elevada durante un largo periodo de tiempo, puede contribuir a la enfermedad. Una proteína proinflamatoria especialmente dañina que aumenta en momentos de estrés mental-emocional es la interleucina-6 (IL-6). Un interesante estudio publicado en la revista *Brain, Behavior, and Immunity* analizó la relación entre el estrés mental, nuestro cerebro y la inflamación. Los investigadores les pidieron a cuarenta y un participantes adultos sanos que hicieran algo que a la mayoría nos hace sudar con solo pensarlo: realizar cálculos matemáticos. Por si eso no fuera suficientemente aterrador, tenían que hacerlo delante de un grupo de jueces y pronunciar un discurso de cinco minutos. Después, los investigadores tomaron muestras de sangre a los participantes. Descubrieron que cuanto más tiempo pasaban haciendo cálculos o hablando en público, más altos eran sus niveles de IL-6 (inflamación). De hecho, aunque se podría pensar que los niveles de inflamación bajarían después de que los participantes llevaran un tiempo haciéndolo, no fue así. El segundo día de hablar en público y resolver problemas, los niveles de estrés y de IL-6 aumentaron aún más que el primero.[6]

Sin embargo, lo que los investigadores descubrieron a continuación también fue asombroso. Resultó que el grupo con los niveles más altos de autocompasión medidos antes del estudio —los que tenían los niveles más altos de aceptación de sí mismos— tuvieron la respuesta más baja de IL-6 (inflamación) al estrés.

Este es un mensaje muy potente. El estrés, la vergüenza, la inflamación, la inflagüenza..., todo es inevitable hasta cierto punto. Pero nuestra relación con nosotros mismos en el momento presente contribuye a determinar si los retos a los que nos enfrentamos llenan nuestro cuerpo de inflamación o si los afrontamos con un equilibrio tranquilizador, permitiendo que nuestro cuerpo se sienta bien. Por eso gran parte de la superación de la inflagüenza, de la que hablaremos en próximos capítulos, tiene que ver con la autocompasión. La autocompasión y una actitud de ser tu mayor fan deberían en todo momento respaldar cualquier acción que realices en favor de tu salud y tu bienestar. ¿Por qué? Porque no puedes curar un cuerpo que aborreces.

Ahora bien, sé que no existe una vida sin estrés. Todos nos enfrentaremos a factores estresantes de un tipo u otro, ya tengan que ver con nuestras finanzas, nuestra salud, nuestra educación, nuestras relaciones o nuestra familia. Pero no es ahí donde empiezan y acaban nuestras experiencias emocionales negativas. Como individuos, también experimentamos sentimientos más profundos, complejos e intensos que también pueden afectar a nuestra salud.

La conclusión es que la vergüenza está constantemente presente en nuestras vidas y siempre es relevante en lo que se refiere a nuestra relación con nosotros mismos y nuestra salud. Cuando trato a mis pacientes en mi clínica de teleasistencia de medicina funcional, a menudo descubro que el obstáculo para su curación se encuentra precisamente en esa intersección entre la vergüenza y la inflamación: la inflagüenza.

¿La inflagüenza está deteriorando tu salud?

Sé que todos os estáis preguntando qué síntomas indican que vuestro mundo emocional está afectando a vuestra salud física. La primera señal es que sufras trastornos como la ansiedad, la depresión, el TEPT u otro trastorno traumático. Dicho esto, los efectos de la vergüenza pueden ir mucho más allá de la salud mental. Cuando trato a pacientes *online*, busco los siguientes signos y síntomas y siempre los señalo como motivo para indagar más en su mundo interior:

- Dolor físico sin explicación ni tratamiento.
- Un desequilibrio hormonal.
- Desconexión de tu intuición, sobre todo en lo que respecta a la alimentación y el bienestar.
- Niebla cerebral y mareos.
- Enfermedades autoinmunes.
- Palpitaciones (sensación de que el corazón se acelera).
- Un problema de salud crónico exacerbado o desencadenado por el estrés.
- Fatiga crónica inexplicable.
- Rigidez crónica de cuello o espalda.
- Estreñimiento o diarrea incluso después de hacer cambios en la dieta.
- Cansancio o fatiga extremos, con resultados de laboratorio normales y sin explicación clara.
- Insomnio.
- Baja libido o problemas de rendimiento sexual.
- Cambios de humor que no parecen tener relación con lo que está ocurriendo en tu vida.
- Hinchazón o gases crónicos a pesar de hacer cambios en la dieta.

- Un problema de salud crónico que se desarrolló tras una experiencia traumática.
- Aumento o pérdida de peso sin una explicación clara.
- Cambios en el apetito y náuseas.
- Falta de motivación para hacer cambios en tu estilo de vida.
- Sentir que estás constantemente nadando a contracorriente.
- Sentirte abrumado por todos los consejos sobre nutrición y salud.
- Comparar constantemente tu dieta y tu estilo de vida, tu salud y tu cuerpo con lo que ves a tu alrededor.
- Sensación de falta de rumbo o desesperanza en lo que respecta a la salud y la nutrición.

¿Cómo mantener a raya la inflagüenza con el plan intestinal-emocional de estilo de vida?

Entonces, ¿cómo se controla la inflagüenza? Independientemente del papel que desempeñe en nuestras vidas, para controlar este trastorno es necesario volver a sincronizar nuestra conexión intestinal-emocional, y podemos hacerlo centrándonos no solo en los alimentos que son beneficiosos para nuestro intestino, sino también en las prácticas que benefician a nuestra mente. Cuando abordamos la inflagüenza tanto desde el punto de vista del intestino como del de las emociones, podemos restablecer la conexión intestino-cerebro y dejar de nadar a contracorriente.

En muchos casos, el antídoto contra esta inflagüenza es un proceso de desaceleración, quietud y reconexión contigo mismo. Cuando lo emprendes, comienza un hermoso proceso de cambio y reajuste del paradigma: empiezas a ver la salud y la curación como una inversión en el cuerpo y la mente y a comprender la conexión que existe entre ambos. Ese viaje hacia el bienestar sostenible no se produce de la noche a la mañana, pero merece realmente la pena. Siempre trato de imbuir mis planes de nutrición y estilo de vida de armonía, sencillez y amor propio. Y en este libro, voy un paso más allá con el plan intestinal-emocional de 21 días que combina flexibilidad y simplicidad para acabar con la confusión y reconectarte con esos valiosos sentimientos viscerales.

La idea central del plan intestinal-emocional consiste en abordar, desde un punto de vista holístico, la conexión que hay entre tu intestino y tus emociones. El objetivo de este libro es aprender que el bienestar es un arte sagrado y tú eres la obra maestra. Todo lo que te enseñaré a lo largo de esta obra sobre el cuerpo y la mente se integra en el plan de estilo de vida, que te lleva en un viaje de 21 días para restablecer tu salud intestinal, restaurar tu energía y reiniciar la conexión entre la salud física y la emocional. ¿Y en qué se traduce esto en la práctica?

El plan intestinal-emocional no es una desintoxicación, limpieza o dieta de eliminación, sino algo que puede realizarse en cualquier momento y lugar, y mantenerse durante toda la vida. Está diseñado para ser flexible y divertido. Este plan es una nueva forma de concebir el bienestar, que se centra tanto en lo que pasa por tu cabeza y tu corazón como en lo que te llena el plato. Durante 21 días, te guiaré a través de una serie de prácticas y lecciones que he ido recopilando a lo largo de los años y que han tenido un enorme impacto en mis pacientes y en mi propia salud.

Cada día se dividirá en dos partes: intestino y emociones. Cada día habrá un consejo o acción para cada faceta igualmente importante de la salud. Algunos de los consejos o acciones consisten en reflexionar sobre tu dieta, tus antojos o tus hábitos alimentarios —y te sugeriré cambios que te ayudarán a optimizar la salud y la felicidad— y otros son prácticas que he visto que ayudan a mis pacientes y seguidores a optimizar la conexión intestinal-emocional. Para el intestino, esto podría ser desde probar un alimento curativo para él hasta hacer un seguimiento de tu ingesta de agua o azúcar, o probar a dejar un intervalo de catorce horas entre la cena y el desayuno del día siguiente. Los elementos relacionados con las emociones irán desde prácticas de gratitud hasta un ejercicio de respiración o un baño.

El plan intestinal-emocional consiste en reflexionar y experimentar. A medida que avanzas en él, te ofrezco la oportunidad de hacer cambios en tu dieta y en tu estilo de vida, pero tú decides cómo serán esos cambios, hasta qué punto van a ser drásticos y si los haces durante ese único día o continúas con esa práctica durante el resto de los 21 días (¡o incluso más!). Los ejercicios del plan intestinal-emocional de 21 días están pensados para hacerte experimentar con un espíritu lúdico y disfrutar de tu cuerpo y tu mente.

Guerras por la comida: ondea tu bandera de la paz alimentaria

No te sorprenderá que sea partidario de diversas prácticas de bienestar, especialmente las que se basan en la idea de la comida como medicina. Dicho esto, para mí una gran parte de la elaboración de este libro consistió en reflexionar sobre las formas en que la cultura del bienestar ha contribuido, sin pretenderlo, a distorsionar la conexión intestinal-emocional y la inflagüenza. Un factor importante que sé que influye es la enorme cantidad de mensajes contradictorios sobre la vida sana que llegan de todas direcciones. Hay demasiados consejos que establecen normas rígidas sobre lo que es sano y lo que no, y nos hacen sentir fracasados si no las seguimos al pie de la letra. Esto conduce inevitablemente a la frustración, el estrés y el miedo, y ya sabes lo que significa: inflagüenza. Nos ponemos etiquetas como paleo, keto, vegano, bajo en carbohidratos, vegetariano o carnívoro, encasillándonos y dejándonos poco espacio para escuchar nuestra propia intuición o instinto sobre lo que nuestro cuerpo y nuestra mente necesitan realmente para sanar. Pero la verdad es que no existe un método óptimo que contenga el secreto de la salud perfecta para todos los seres humanos, y quien diga lo contrario está perpetuando las ideas de una cultura dietética tóxica según la cual todos debemos tener el mismo aspecto y comer lo mismo para estar sanos y ser felices; como si los seres humanos no fuéramos maravillosamente únicos. Si todos comiéramos e hiciéramos ejercicio exactamente igual, seguiríamos teniendo un aspecto, un peso y una manera de sentir muy diferentes. Todos somos distintos, e incluso la comida «más sana» para otras personas puede no ser la mejor para ti. A la inversa, la comida, el ejercicio o las prácticas de bienestar que no te hacen sentir bien, pueden funcionar perfectamente para otros. A medida que avancemos en este libro, iré señalando otras formas de desprenderte de este pensamiento lineal y de abordar la causa, a menudo ignorada, de la inflagüenza. La bioindividualidad es el núcleo de la medicina funcional y la salud humana.

Diseñé el plan de estilo de vida intestinal-emocional de 21 días para ayudarte a adoptar un enfoque equilibrado de la comida y la alimentación. Todo esto lo experimentarás cuando lleguemos a esa sección. Este plan nos enseña que podemos mantener dos pensamientos paradójicos en nuestra mente al mismo tiempo —que comer de forma sana puede mejorar nuestra salud, pero también que estresarse por la comida puede hacerle daño— y encontrar una solución alimentaria que tenga sentido para nosotros. Si quieres sentirte lo mejor posible, debes aprender a lograr un equilibrio entre cuidar lo físico sin menoscabar lo emocional y cuidar lo emocional sin perjudicar lo físico. Cuidar ambas partes es la base del plan intestinal-emocional: su objetivo es crear una base sólida de nutrición que le proporcione a tu cuerpo las herramientas que necesita para funcionar lo mejor posible. Para ello, fomenta el consumo de alimentos ricos en nutrientes saludables para tu intestino y tu cerebro, al tiempo que te ayuda a identificar los alimentos y las prácticas que pueden estar causando problemas y reflexionar sobre ello.

La parte nutricional del plan intestinal-emocional se basa en cuatro principios clave:

- **Flexibilidad:** significa tener la mente abierta para aprender qué alimentos le gustan a tu cuerpo y le sientan bien. Para tener esta actitud debes dejar a un lado la rigidez y aceptar y evolucionar dejándote guiar por la curiosidad.
- **Ligereza:** puedes dejar pasar tus pensamientos y emociones en torno a la comida y el bienestar en lugar de aferrarte a ellos e identificarte con lo que te dicen. Si algo no te sentó bien, olvídalo.
- **Consciencia:** la manera de aprender qué alimentos te hacen sentir bien, y cuáles no, es utilizar la comida como meditación y prestar más atención cuando comes. Evitar los alimentos que te hacen sentir inflamado, hinchado, fatigado o que te producen cualquier tipo de malestar no es privarte de nada, sino amor propio. Pregúntate: «¿Esta comida me hace sentir bien o no?». Céntrate en los alimentos que te sientan bien.
- **Tolerancia:** si disfrutaste de la comida –incluso la que luego te sentó mal–, no te avergüences, sé un poco más tolerante contigo y con tu proceso, y sigue adelante. La vergüenza es peor que cualquier comida basura. Si no la disfrutaste, entonces la próxima vez ya serás más consciente. Estás aprendiendo a apreciar más el hecho de sentirte bien que el comer eso que creías que te gustaba tanto y que te sienta mal.

En otras palabras, ¡ondea tu bandera de la paz alimentaria!

Más allá de eso, el plan consiste en abordar la nutrición y el bienestar desde un espacio de amor propio y dicha, no desde la necesidad de mantener una dieta o un estilo de vida «perfectos», que más que ayudar, acabarían saboteando tu conexión intestinal-emocional. Dicho de otro modo, construye una base sólida y luego céntrate en sentirte satisfecho y a gusto con las decisiones que tomes.

Antes de entrar de lleno en el plan propiamente dicho y abordar la conexión intestinal-emocional vamos a ver el intestino y nuestras emociones por separado, para que podamos comprender cómo estos dos ámbitos están conectados y cómo influyen en nuestra salud.

CAPÍTULO 2

Intestino

La fisiología del segundo cerebro

¿**H**as oído alguna vez la frase «el intestino es el segundo cerebro»? Tanto si es la primera vez que lees estas palabras como si es la milésima, parece que cada día son más ciertas. Cuando sientes el aguijón del rechazo, una punzada de soledad o ese pequeño «pellizco» de intuición sobre algo o alguien, no es solo tu imaginación lo que sientes en las tripas. Todas las emociones –desde la tristeza hasta la excitación, pasando por el miedo– pueden provocar cambios en el funcionamiento del intestino. El intestino y el cerebro se comunican directamente de un modo muy palpable. ¿Has mirado alguna vez un delicioso plato de comida e inmediatamente te ha gruñido el estómago? ¿Alguna vez te has puesto nervioso y has perdido el apetito? ¿Has pasado la noche en vela y al día siguiente has tenido antojo de azúcar? Eso no es más que tu intestino actuando como tu viejo y queridísimo segundo cerebro.

En los últimos años, los científicos han profundizado en el conocimiento de este vínculo, estableciendo conexiones entre los trastornos mentales, como la ansiedad y la depresión, y el intestino. En este capítulo, nos adentraremos en el magnífico y misterioso mundo del intestino; conoceremos las novedades de la investigación sobre la conexión intestino-cerebro y cómo los entresijos del intestino afectan a nuestra salud cada día. Y empezaremos por el centro de todo: el microbioma intestinal.

El microbioma y tu estado de ánimo

Me sorprendería que no supieras ya un par de cosas sobre el microbioma intestinal. Puede que hayas oído algo de boca de un amigo o familiar o leído algún artículo sobre los beneficios de los suplementos probióticos para la salud intestinal, la pérdida de peso o la hinchazón. Es muy probable que estés familiarizado con la idea de que el microbioma intestinal desempeña un papel en tu salud.

Si todavía no conoces el mundo de la salud intestinal, no te preocupes. Empezaremos por lo básico, como el hecho de que tu aparato digestivo –pero sobre todo tus intestinos, que están un poco más abajo que el estómago en el tubo digestivo– alberga más de cien billones de microbios beneficiosos. Un billón es un número difícil de imaginar para la mayoría de nosotros, así que una forma útil de entenderlo es pensar en ello como un millón de millones de bacterias. Un billón de billetes de dólar colocados uno junto a otro se extenderían desde la Tierra hasta el Sol y de vuelta con muchos kilómetros de sobra. Hazlo cien veces y empezarás a hacerte al menos una idea aproximada de lo que vive dentro de ti, en tu vasto jardín intestinal. Hay tantas bacterias en tu intestino que, en realidad, tienes más de diez veces más bacterias en tu sistema gastrointestinal que células humanas en tu cuerpo. Podría decirse que eres un sofisticado y bello anfitrión de la metrópolis del microbioma.

Todas estas bacterias forman tu microbioma intestinal, que es un inmenso jardín intestinal que incluye no solamente bacterias, sino también hongos, virus y parásitos. Tú y tus bacterias intestinales habéis evolucionado durante milenios como organismos simbióticos, lo que significa que tu cuerpo les proporciona ciertas cosas que necesitan para prosperar –por ejemplo, un lugar donde vivir y alimentos que ingerir– y, a cambio, realizan funciones vitales para ti, como ayudarte a digerir los alimentos o protegerte de bacterias o virus patógenos que amenazan con enfermarte.

En conjunto, todos estos microbios crean un ecosistema, un pequeño mundo dentro de tu intestino. Esta sofisticada metrópolis del microbioma es donde se originan u ocurren numerosos procesos corporales importantes. A menudo, al hablar del intestino y el microbioma, nos centramos en la digestión; sin embargo, tus bacterias intestinales desempeñan un papel que va mucho más allá de la digestión. El microbioma está estrechamente conectado con tu metabolismo, hormonas, cerebro y función inmunitaria. Tu intestino también está inextricablemente conectado con tu salud mental y emocional, ya que en este órgano se producen y conservan el noventa y cinco por ciento de la serotonina y el cincuenta por ciento de la dopamina (tus principales neurotransmisores del «bienestar»). El microbioma ejerce un control extraordinario sobre tu estado de ánimo y tu sistema nervioso, como podemos ver en estos ejemplos:

- El aumento de ciertos tipos de bacterias intestinales se ha relacionado directamente con la ansiedad y la depresión.
- El desarrollo del TEPT guarda relación con cambios en las bacterias intestinales tras un acontecimiento traumático.
- El incremento de ciertos tipos de bacterias gramnegativas en el intestino al final del ciclo menstrual se asocia a

síntomas premenstruales como ansiedad, irritabilidad y antojos de comida.

Estas bacterias, que pesan aproximadamente dos kilos, ejercen una gran influencia sobre tu estado de ánimo y tu comportamiento. Otro ejemplo es la nueva investigación que demuestra que nuestras bacterias intestinales pueden decirnos qué comer y afectar a nuestra salud mental hasta que cumplamos sus órdenes. Los investigadores han demostrado que la introducción de determinados tipos de bacterias en el microbioma de los animales puede cambiar por completo su comportamiento en lo que se refiere a la elección de alimentos. ¿Cómo se puede explicar esto? La explicación más plausible es que los metabolitos producidos por las bacterias transportan información del intestino al cerebro que le indique al anfitrión la necesidad de un determinado tipo de alimento. Si alguna vez has intentado suprimir el azúcar, es probable que hayas visto este mecanismo en acción. Cuando comemos mucho azúcar, las bacterias que se alimentan de azúcar crecen en exceso. Cuando intentamos reducir la cantidad de azúcar en nuestra dieta, estas bacterias entran en pánico ante la pérdida de alimento. En un esfuerzo por salvarse, intentan que volvamos a comer azúcar y lo hacen alterando nuestras papilas gustativas e influyendo en nuestros receptores opioides y cannabinoides, así como en neurotransmisores como la dopamina y la serotonina. Por eso, cuando empezamos una desintoxicación de azúcar, tenemos intensos antojos de esta sustancia y solemos sentir ansiedad, malhumor y cansancio. Como ves, no debemos subestimar el poder del microbioma.

¿Qué le ocurre a tu intestino?

Como acabamos de ver, en el interior de tu intestino hay un pequeño microcosmos viviente, y este tiene una enorme influencia en la
salud de todo el organismo. Cuando algo va mal a nivel intestinal es
probable que lo notes en tu estado de ánimo, metabolismo, sistema
inmunitario y muchos otros aspectos. Pero, para empezar, ¿qué es
lo que perturba un intestino sano? Aquí tienes cinco trastornos intestinales comunes que encuentro continuamente en mi consulta:

1. **Disbiosis bacteriana**. Ya hemos hablado del hecho de que tu
microbioma contiene un delicado equilibrio de especies micro-
bianas que viven en armonía contigo. Por desgracia, factores
como el uso excesivo de medicamentos (sobre todo antibióticos, que eliminan las bacterias malas, pero también destruyen
poblaciones de bacterias buenas), el estrés y los alimentos de
baja calidad pueden alterar este equilibrio esencial entre bacterias. A consecuencia de esto los bichos «malos» pueden empezar a reproducirse, expandirse y terminar desplazando a las
bacterias probióticas beneficiosas. A esto se le denomina *disbiosis bacteriana*, que básicamente significa 'desequilibrio en las
bacterias intestinales'.

2. **Intestino permeable**. Ahh, *intestino permeable*. Qué término
tan sugerente, ¿verdad? En un intestino sano, el revestimiento
intestinal –a través del cual se absorben en el torrente sanguíneo los nutrientes de los alimentos que ingieres– contiene unas
estructuras que se denominan *uniones estrechas*. Estas uniones
actúan como pequeñas barreras, que regulan lo que se permite
pasar del tubo digestivo al interior del cuerpo. Cuando el intestino se vuelve permeable, se daña el revestimiento intestinal y

estas uniones estrechas se vuelven un poco menos..., bueno..., estrechas. El resultado es que las sustancias que no deberían penetrar en el revestimiento intestinal (como las partículas de alimentos, las bacterias nocivas y las toxinas) empiezan a colarse en el torrente sanguíneo. Como te imaginarás, esta pérdida de control sobre lo que se queda fuera y lo que entra puede causar estragos en la zona y provocar una inflamación sistémica crónica que hace que tu salud se resienta.

3. **Sobrecrecimiento bacteriano del intestino delgado.** Esta afección, cada vez más frecuente, se conoce sobre todo como SIBO* y puede provocar una amplia variedad de problemas digestivos, como el síndrome del intestino irritable (SII), hinchazón abdominal, intolerancia a la histamina y reflujo ácido. El SIBO también se asocia a problemas de salud mental como la ansiedad y la niebla cerebral. Se produce cuando las bacterias del intestino grueso proliferan en exceso en el intestino delgado. ¿Cómo se produce el SIBO? Tu intestino está formado por el intestino delgado y el grueso, y cuando no estás comiendo, se pone en marcha algo llamado *complejo motor migratorio* (CMM), cuya misión es empujar las bacterias intestinales hacia el intestino grueso, donde vive la mayoría de ellas. Sin embargo, cuando este proceso no funciona tan bien como debiera, las bacterias que tendrían que migrar hacia abajo hacen lo contrario y suben hacia el intestino delgado, que no es el lugar en el que tienen que estar.

4. **Crecimiento excesivo de cándida.** La palabra *cándida* se refiere al hongo *Candida albicans*, la levadura más habitual en el sistema gastrointestinal humano. En condiciones ideales la cándida

---

* N. del T.: Por sus siglas en inglés, correspondientes a *small intestinal bacterial overgrowth*.

se da en pequeñas cantidades en el tracto digestivo como parte de un equilibrio general sano del micobioma (el prefijo *mico* denota las especies fúngicas del microbioma mayor). No obstante, en ocasiones, puede producirse un desequilibrio –a menudo cuando disminuyen las bacterias beneficiosas, debido, por ejemplo, a un tratamiento de antibióticos o una dieta rica en azúcar–, y esto hace que se produzca un crecimiento descontrolado de la cándida. Esto no solo provoca los síntomas del sobrecrecimiento de cándida, sino que además crea una situación en la que otras bacterias oportunistas, levaduras y parásitos pueden expandirse y causar estragos en tu salud física y mental.

5. **Sensibilidades alimentarias**. En quinto lugar, dentro de la lista de problemas comunes de salud intestinal que trato en mi clínica de teleasistencia, están las sensibilidades alimentarias. Las intolerancias y sensibilidades alimentarias son tanto una causa como una consecuencia del intestino permeable y su frecuencia aumenta año tras año. Como ocurre con las alergias estacionales, las sensibilidades alimentarias son inmunomediadas, pero la reacción que producen suele ser más tardía que un ataque de estornudos tras pasar el rato con el gato o el perro de un amigo. Las sensibilidades son complicadas porque puedes ser capaz de digerir sin problemas ciertas cantidades de alimentos a los que eres sensible, y sin embargo comer ese alimento todos los días podría afectar gradualmente a tu salud y provocar síntomas alarmantes como ansiedad o erupciones cutáneas. Estos síntomas no suelen aparecer inmediatamente después de comer, sino horas o incluso días más tarde.

La microbiota es uno de los principales reguladores de la conexión intestinal-emocional, y es por eso por lo que gran parte del plan intestinal-emocional y las sugerencias dietéticas del capítulo cinco se centran en mantener un microbioma intestinal sano. No obstante, esta no es la única, ni la más sorprendente, forma en que estos dos aspectos de tu salud se encuentran conectados. Tu intestino cuenta con su propio sistema nervioso, que también interviene en las interacciones que se dan entre tu intestino y tus emociones.

El intestino y el sistema nervioso

Antes hemos hablado de las mariposas y los gruñidos de estómago como prueba de la conexión intestinal-emocional, pero, por supuesto, este fenómeno va mucho más allá de estos pequeños episodios puntuales. El intestino y el cerebro están intrincadamente conectados en gran medida por una faceta del sistema nervioso, llamada *sistema nervioso entérico*. El sistema nervioso entérico (SNE) es una sección del sistema nervioso periférico que *vive dentro de las paredes del tubo digestivo*. Hay entre doscientos y seiscientos millones de neuronas del SNE incrustadas en la mucosa y los músculos que forman el intestino; se encuentran desde el principio del tubo digestivo (la boca) hasta el final (el colon).[1] El SNE trabaja directamente con el sistema nervioso central para modular la digestión —principalmente procesos como el inicio de la deglución y la liberación de enzimas digestivas que te ayudan a absorber los alimentos—, pero también interviene en otros procesos corporales, como la respuesta al estrés. El SNE se comunica directamente con el sistema nervioso central. De hecho, los dos sistemas se envían mensajes a lo largo del día e incluso cuando duermes. Eso significa que cada vez que sientes una punzada de ansiedad, vergüenza, felicidad o excitación, tu cerebro y tu intestino se están comunicando y reaccionan en consecuencia.

Teniendo esto en cuenta, es fácil ver cómo la salud emocional puede alterar tanto la salud digestiva. Piénsalo: ¡tu sistema nervioso puede activar y desactivar la digestión, influir en tus bacterias intestinales e incluso afectar a la motilidad intestinal en un momento! Cuando hablamos de problemas digestivos, es fácil centrar toda la atención en la comida, pero la existencia del sistema nervioso entérico significa que esta es tan solo una parte de la ecuación. Así que, aunque estoy totalmente convencido de que la comida puede actuar como medicina o desencadenante de enfermedades, ¡la cuestión no acaba ahí! Si comes de manera sana pero sigues teniendo problemas digestivos, es muy probable que tus niveles de estrés —y el sistema nervioso entérico— desempeñen un papel importante. La investigación no miente:

- Se sabe que el estrés aumenta la permeabilidad intestinal, provocando afecciones como el intestino permeable.
- El estrés incrementa la susceptibilidad a la inflamación crónica del colon y del tracto gastrointestinal (GI).
- El estrés se asocia a enfermedades gastrointestinales, incluidos trastornos funcionales como el SIBO, la enfermedad inflamatoria intestinal, la úlcera péptica y la enfermedad por reflujo gastroesofágico.
- El estrés es un conocido desencadenante de brotes de dolencias inflamatorias intestinales como la enfermedad de Crohn y la colitis ulcerosa.

Estar sometido a un estrés crónico sostenido puede afectar de tal manera a tu digestión que, prácticamente comas lo que comas, tendrás problemas para digerirlo bien y absorber y aprovechar los nutrientes de los alimentos que ingieras. ¿Por qué? Por las conexiones casi infinitas entre tu cerebro y tu intestino, empezando por el sistema nervioso entérico.

El sistema nervioso: los engranajes de la conexión intestinal-emocional

El sistema nervioso entérico es parte de una rama más amplia del sistema nervioso denominada *sistema nervioso autónomo* (SNA). El SNA es la rama del sistema nervioso que influye en los órganos internos y regula procesos fisiológicos involuntarios como la frecuencia cardiaca, la tensión arterial, la digestión, la excitación sexual, la respiración y la respuesta de lucha o huida. El SNA se divide en tres ramas: el sistema nervioso simpático, el sistema nervioso parasimpático y el sistema nervioso entérico.

Hablemos del sistema nervioso simpático (SNS), conocido por regular la respuesta de lucha o huida. El SNS es uno de los sistemas más fiables de nuestro organismo, intrincadamente diseñado para protegernos de cualquier daño y proporcionar a nuestro cerebro y al resto de nuestro cuerpo las herramientas que necesitan para escapar del peligro y mantenerse con vida. Cuando aparece un factor estresante —por ejemplo, oyes un ruido fuerte cerca de ti o tus hijos están jugando al fútbol y un balón pasa rozándote la oreja—, nuestro cuerpo se activa de forma simpática. En un instante, la amígdala (una parte del cerebro con forma de almendra que regula el miedo) envía una especie de señal de SOS al hipotálamo, que es como un centro de mando central para la respuesta de lucha o huida.

A través de una compleja red de comunicaciones, denominada *eje hipotalámico-pituitario-adrenal* (*eje HPA*, por sus siglas en inglés), esta señal llega a las glándulas suprarrenales, que empiezan a producir adrenalina, lo que provoca los cambios fisiológicos instantáneos que todos conocemos. Por ejemplo, aumenta el ritmo cardíaco, se tensan los músculos, la respiración se vuelve superficial, se libera glucosa en el torrente sanguíneo y la digestión se ralentiza para que podamos dirigir la sangre y la energía a otras zonas del cuerpo. Los pulmones incluso amplían su capacidad para poder obtener la mayor cantidad de oxígeno en el menor número posible de respiraciones. Todo esto ocurre en un instante. Sientes una oleada de adrenalina y, durante una fracción de segundo, el corazón se te encoge y el cerebro se descontrola. Ahora estás listo para luchar o huir. Si la amenaza no pasa inmediatamente, el eje HPA activa otra serie de comunicaciones para mantener activado el sistema nervioso simpático durante más de unos segundos. Esto conduce a la liberación de cortisol —conocida como la principal hormona del estrés del cuerpo— por el eje HPA.

La sobreactivación crónica del sistema nervioso autónomo, ya sea por factores estresantes fisiológicos (como problemas intestinales crónicos o infecciones crónicas como la toxicidad por moho o la enfermedad de Lyme), factores estresantes psicológicos (entre ellos el estrés crónico o el trauma) o ambas cosas, puede desencadenar un proceso llamado *disautonomía*. La disautonomía es una disfunción del SNA, en la que la respuesta parasimpática disminuye y la respuesta simpática se dispara. La disautonomía puede constituir un trastorno por sí misma, pero suele ir asociada a otros problemas de salud como el síndrome de fatiga crónica, la enfermedad de Lyme crónica, la toxicidad crónica por moho o afecciones autoinmunes como la esclerosis múltiple (EM) y la fibromialgia. Cuando alguien padece de disautonomía, su cuerpo está en muchos sentidos atrapado en una sobreactivación de la respuesta simpática, es decir, en un estado perpetuo de hipervigilancia. La verdad es que no se trata solo de disautonomía. Esta no es más que el extremo de un espectro más amplio de desregulación del sistema nervioso en el que la respuesta al estrés se activa de forma constante y el cuerpo es incapaz de calmarse y volver a un estado seguro, relajado y tranquilo.

Estrés fisiológico frente a estrés psicológico

Para aprender sobre el sistema nervioso autónomo y el funcionamiento interno de la conexión intestinal-emocional, utilizo ejemplos sencillos de factores estresantes, como oír un ruido fuerte o estar a punto de recibir un pelotazo. Creo que es la mejor manera de entender cómo funciona el sistema nervioso. Pero de sobra sabemos que los balones de fútbol perdidos y los ruidos no son los únicos factores estresantes con los que nos encontramos. A la mayoría de nosotros no nos preocupan lo más mínimo estos momentos fugaces de estrés. Los factores estresantes con los que nos enfrentamos casi todos a diario son más crónicos, más modernos y afectan más bien a los adultos. Hay estresores físicos, de los que hablo mucho con mis pacientes, como los siguientes:

- Mala nutrición y deficiencia de nutrientes.
- Problemas de salud intestinal subyacentes.
- Exposición a toxinas.
- Biotoxinas como la de la enfermedad de Lyme o el moho.
- Falta de ejercicio.
- Dolor crónico.
- Enfermedad crónica.
- Mala calidad del sueño.

También hay factores estresantes psicológicos, que veremos más en detalle en el próximo capítulo, como:

- Estrés crónico relacionado con el trabajo, las finanzas, las relaciones, la salud o cualquier otra serie de factores.

- Ansiedad y depresión situacionales.
- Emociones como la ira o la vergüenza.
- Trauma y trauma multigeneracional.

Tanto los estresores fisiológicos como los psicológicos pueden ocasionar una activación simpática crónica que nos haga vivir en un estado permanente de lucha o huida, lo que contribuye a problemas de salud. Estos factores estresantes son mucho más peligrosos que cualquier balón de fútbol o ruido fuerte, ya que es más difícil recuperarse de ellos y cambiarlos suele requerir tiempo y esfuerzo. Pero no tienes por qué seguir sufriendo. En próximos capítulos, entraremos de lleno en cómo podemos devolver el SNA a un estado de calma.

Descansar y digerir: el sistema nervioso parasimpático y el nervio vago

Independientemente de la duración de un factor estresante, la otra cara de nuestro sistema nervioso, el sistema nervioso parasimpático (SNP), entra en acción cuando la amenaza ha pasado y volvemos a sentirnos seguros. Contrariamente al SNS, el SNP, conocido como nuestro sistema de descanso y digestión, nos ayuda a ralentizar los latidos del corazón y nos devuelve a un estado de paz y calma. Estos dos componentes del sistema nervioso autónomo actúan como niveles alternos, como el acelerador y el freno: cuando uno se activa, el otro se apaga. Por desgracia, nuestra vida moderna, llena de estrés, y este antiguo sistema pueden hacer que a veces nos quedemos atascados en una activación simpática crónica. Cuando sufrimos de estrés crónico prolongado, nuestro SNS está constantemente activado, nuestras glándulas suprarrenales no dejan de bombear cortisol y adrenalina, y nuestro SNP rara vez tiene la oportunidad de entrar en acción y ayudarnos a relajarnos.

Esto puede causar algo llamado *fatiga suprarrenal* o *disfunción del eje HPA*, que es cuando el sistema de respuesta al estrés se desquicia y comienza a producir hormonas del estrés todo el tiempo. Afortunadamente, podemos ayudar al sistema nervioso parasimpático con ciertas actividades calmantes y tranquilizadoras (por ejemplo, pasar tiempo en la naturaleza, jugar con un cachorro, respirar larga y profundamente o leer un buen libro).

La activación parasimpática es algo que trabajo continuamente con mis pacientes, y hay una larga lista de prácticas y consejos para salir de la disfunción autonómica. Restaurar la respuesta parasimpática y salir de la sobreactivación simpática crónica es el núcleo del plan intestinal-emocional. ¿Por qué? Porque, junto con el apoyo a la salud intestinal mediante una nutrición adecuada, estas son las mejores herramientas con las que contamos para reducir la carga de las emociones negativas en nuestro cuerpo y nuestra salud. Todas las prácticas para activar el SNP implican al nervio vago, un nervio extraordinario que baja desde la base del cerebro y se adentra en el abdomen. El nervio vago es como la palanca que utilizamos para conseguir que nuestro cuerpo salga de una respuesta del SNS y vuelva a un estado de reposo y digestión. Si el sistema nervioso parasimpático fuera una máquina que hay que encender para restablecer una conexión intestino-sensación saludable, el nervio vago sería el interruptor.

En este nervio está la clave para entender, con exactitud, cómo el intestino y el cerebro se envían mensajes de forma tan específica e inmediata a lo largo del día y de la noche. Se trata del nervio más largo del cuerpo –etimológicamente, la palabra «vago» viene del latín *vagus*, que significa 'errante'– y se extiende desde la base del cerebro hasta casi todos los órganos principales, incluidos el aparato digestivo y el corazón. El nervio vago es el nervio más importante del sistema nervioso parasimpático (descanso, digestión y recuperación). Su existencia explica cómo las emociones pueden «desencadenar» cambios fisiológicos de forma tan inmediata y por qué las emociones parecen afectar a puntos del cuerpo muy alejados entre sí de formas difíciles de explicar o describir. El nervio vago es esencialmente el componente principal del SNP y ejerce una enorme influencia en el funcionamiento del organismo, incluidos el estado de ánimo y el ritmo cardíaco. Si queremos salir de la activación simpática crónica, tenemos que dirigirnos al nervio vago. ¿Por qué? Porque, en muchos sentidos, es el modulador de la conexión intestinal-emocional. Por ejemplo, los autores de un estudio explican que los pacientes con SII son más propensos a tener una baja actividad del nervio vago.[2] Por no mencionar que las terminaciones nerviosas de este en el intestino poseen receptores 5-HT, que detectan la serotonina secretada por las bacterias intestinales y envían señales al cerebro que liberan sustancias químicas ansiolíticas.

En los últimos años se ha avanzado mucho en la investigación sobre el nervio vago, pero lo cierto es que hay teorías sobre su importancia desde hace siglos. En 1872, el propio Darwin llegó a reconocer que existía una conexión fascinante entre el corazón y el cerebro. En una de sus primeras publicaciones, escribió que «cuando el corazón se ve afectado, reacciona sobre el cerebro; y el estado del cerebro reacciona de nuevo, a través del nervio neumogástrico [vago], sobre el corazón; de modo que ante cualquier excitación habrá mucha acción y reacción mutuas entre estos dos órganos, los más importantes del cuerpo».[3]

¿Cómo podemos saber si nuestro nervio vago está sano? La actividad del nervio vago suele describirse como *tono vagal*. Un tono vagal bajo, es decir, una menor actividad de este nervio, puede estar relacionado con una amplia gama de problemas de salud y desequilibrios. Por ejemplo, un tono vagal bajo o deficiente se asocia a los siguientes trastornos:

- Depresión.
- Inflamación crónica y desregulación inmunitaria.
- Ansiedad.
- Sensibilidad general al estrés.
- Reactividad emocional y control inhibitorio deficiente.
- Problemas digestivos como motilidad gastrointestinal lenta, estreñimiento, SII, acidez estomacal baja o hipoclorhidria y mala absorción de nutrientes como la vitamina B_{12}.
- Mal control de la glucemia.
- Mala variabilidad de la frecuencia cardíaca (VFC).
- Frecuencia cardíaca en reposo elevada.
- Fatiga crónica.
- Dificultad para calmarse y meditar.
- Presión arterial elevada.

Resumiendo en una frase: el tono vagal nos hace vulnerables tanto a los factores estresantes físicos como psicológicos.

El sistema endocannabinoide y la conexión intestinal-emocional

Ya hemos cubierto muchos sistemas corporales hasta ahora en este capítulo, pero hay otro sistema importante de tu cuerpo, uno que está intrínsecamente involucrado en tu conexión intestinal-emocional, que deberías conocer. Me refiero al llamado *sistema endocannabinoide* (SEC), una red inmensa de receptores, enzimas y sustancias que el cuerpo produce de forma natural, llamadas *endocannabinoides*. Estos compuestos son extrañamente similares a los que se encuentran en la planta de cannabis, llamados CBD y THC.[*]

---

[*] N. del T.: Cannabidiol (CBD) y delta-9-tetrahidrocannabinol (THC).

El SEC desempeña un papel increíblemente importante en nuestro estado de ánimo, la respuesta al estrés y la salud intestinal. De hecho, a menudo se le describe como el sistema regulador maestro del cuerpo. Ya se ha relacionado con una amplia gama de factores de salud –como la respuesta al estrés y el sistema digestivo– y se le vincula a una gama igualmente amplia de trastornos, desde el autismo y las migrañas hasta la fibromialgia o el síndrome del intestino irritable.[4, 5] Los científicos son ahora capaces de medir el «tono» endocannabinoide de forma similar al tono vagal para determinar la salud de este sistema. Todavía desconocemos muchas cosas sobre el SEC, pero sabemos que está relacionado con la conexión intestinal-emocional. La buena noticia es que, por lo visto, muchas de las prácticas de estilo de vida y terapias que benefician a nuestro intestino y el sistema nervioso, como el mindfulness y una nutrición adecuada, pueden influir positivamente en él. No vamos a profundizar en el SEC, pero debes saber que constituye una parte integral de la conexión intestinal-emocional y que el plan de 21 días para el intestino y las emociones te ayudará a equilibrarlo. Por ahora, lo importante es que tengas en cuenta este sistema.

Las secciones anteriores son bastante detalladas, así que recapitulemos lo que hemos aprendido:

- El intestino es el centro de todo. Nuestro microbioma contiene billones de bacterias con una inteligencia innata que afecta no solo a nuestro cuerpo, sino también a nuestra mente.
- El intestino tiene su propio sistema nervioso, llamado *sistema nervioso entérico*, que forma parte de una rama mayor del sistema nervioso llamada *sistema nervioso autónomo*.

- Las principales ramas del SNA son el sistema nervioso parasimpático (sistema nervioso de reposo y digestión) y el sistema nervioso simpático, que es nuestra respuesta de lucha o huida.
- El nervio vago, un nervio largo y sinuoso que va del cerebro al intestino, es el principal conector entre ambos.

Sé que todos estos sistemas pueden parecer bastante complejos. ¿Cómo asegurarse de que funcionan en armonía? Por suerte, restablecer el equilibrio del microbioma, fortalecer el nervio vago y activar el SNP no es tan difícil como podría pensarse. Basta con llevar a cabo pequeñas prácticas diarias para conseguir fácilmente resultados. Por ejemplo, una simple práctica de meditación te hará salir del estado de lucha o huida, y los probióticos tienen la capacidad de modular el microbioma intestinal, favoreciendo las bacterias que pueden mejorar los síntomas de la ansiedad y la depresión.

Dicho esto, la base principal de una conexión intestinal-emocional saludable es la nutrición. Los alimentos que ingerimos tienen un efecto innegable en nuestro microbioma, nuestro sistema nervioso y nuestra conexión intestinal-emocional.

La alimentación como base de la conexión intestino-cerebro

En el mundo del bienestar seguimos enfrentándonos por la comida, pero el principal enfrentamiento es el que se produce entre la cultura de la dieta y la cultura en contra de la dieta. La primera implica que no somos lo suficientemente buenos a menos que sigamos una dieta estricta y hagamos ejercicio de forma obsesiva. Es cierto que rara vez lo dice en voz alta, pero su mensaje es rotundamente claro: avergüénzate y obsesiónate hasta conseguir perder peso y ponerte en forma. Por otro lado, está la cultura antidieta que, pese a sus buenas intenciones, puede convertirse en otra forma de extremismo disfuncional y, en nombre de la positividad corporal,* caer en la trampa de suspender la lógica de la salud e impulsar soluciones que quizá no funcionen para todo el mundo.

Desgraciadamente, en ambos casos la persona se siente mal, avergonzada y estresada. La solución al fanatismo tóxico de la cultura de la dieta no es oscilar de un extremo al otro.

Muchos de los pacientes que acuden a mí han estado sufriendo a diario durante años, y a menudo parte de ese dolor y sufrimiento guarda relación con ciertos alimentos que no son compatibles con su organismo y les provocan problemas de salud. Además, hay comidas que son incompatibles con cualquier organismo, porque son artificiales y procesadas, sin ningún valor nutritivo y con un enorme potencial para perjudicarnos. No deberíamos aceptar como algo normal la restricción de alimentos o hacer dieta por hacerla, pero tampoco deberíamos normalizar, basándonos en la noción de la positividad corporal, productos alimenticios que, según investigaciones científicas muy rigurosas, tienen la capacidad de deteriorar nuestra salud física y mental. Intento centrarme en lo que ayudará a mis pacientes a sufrir menos, para que sean más felices física y mentalmente. No es insano ni tóxico querer sentirse bien y ser consciente de que algunos alimentos aumentan la inflamación, alteran los niveles de azúcar en la sangre, dañan la digestión y te hacen sentir fatigado, ansioso o deprimido. Del mismo modo, no dejes que una cultura retrógrada te venda vergüenza disfrazada de práctica del bienestar. Ten en cuenta que no puedes curar un cuerpo que desprecias. No se puede alcanzar el bienestar motivado por la vergüenza ni convertir el camino hacia la salud en una obsesión.

---

* N. del T.: La positividad corporal o *body positivity* es un movimiento que se centra en aceptar y querer a tu cuerpo tal y como es sin que tenga que ajustarse a un estándar de belleza.

Dejemos de enfrentarnos por las diversas maneras de entender la alimentación, de pelear a favor o en contra de las dietas. Ha llegado el momento de trascender este pensamiento binario reduccionista y encontrar la paz alimentaria, la tercera vía.

Lo maravilloso de la medicina funcional es la bioindividualidad. Todos somos diferentes, con distintas experiencias, preferencias y caminos. La curación es un hermoso espectro de luz y color, que emana hacia el exterior de un millón de maneras diferentes.

Cada bocado de alimento que nos llevamos a la boca contiene mensajes para nuestro cuerpo que promueven la salud y la vitalidad o la enfermedad y la angustia. Los alimentos desempeñan un papel fundamental en la salud del organismo, desde el sistema inmunitario y el metabolismo hasta la salud hormonal y cardíaca. Prácticamente no hay parte del cuerpo que no se vea afectada por la alimentación, desde el hígado hasta los ojos, pasando por el cabello, la piel y las uñas. Es evidente que existen fuertes conexiones entre lo que comes y cómo te sientes cada día.

La conexión intestinal-emocional no es una excepción. Los alimentos que tomamos son fundamentales para la salud de nuestro intestino y nuestro cerebro. Los nutrientes que ingerimos son la materia de la que se alimentan las bacterias de nuestro intestino y lo que determina si las bacterias beneficiosas de este se debilitan o proliferan. Como hemos visto, estas bacterias ejercen una enorme influencia en nuestro cerebro: se comunican directamente con él produciendo neurotransmisores como la dopamina y la serotonina, que regulan en gran medida nuestro estado de ánimo y nuestras emociones.

En capítulos posteriores, profundizaremos en todos los alimentos que son fundamentales para un intestino y un cerebro sanos. Pero, por ahora, quiero llamar la atención sobre unos cuantos alimentos que se sabe que los perjudican y, a su vez, dañan la salud mental.

No te asustes. No se trata de que no vuelvas a comer ninguno de estos alimentos en tu vida. Lograr una salud óptima consiste, en parte, en reconocer que el cuerpo humano es increíblemente resistente y que puede soportar una cierta cantidad de estrés, incluidos los estresores fisiológicos procedentes de los alimentos inadecuados. Nadie es perfecto; somos humanos, y nuestros cuerpos están diseñados para protegernos y ayudarnos a crecer, incluso mientras nos enfrentamos a desafíos. Así que, en lugar de echarles la culpa a los alimentos que se indican más adelante, te reto a que reflexiones sobre el papel que desempeñan en tu vida. Pregúntate:

- ¿Con qué frecuencia consumes estos alimentos?
- ¿Cómo te sientes antes y después de hacerlo?
- ¿Intuyes que alguno de ellos perjudica a tu intestino o a tu cerebro?
- ¿Puedes dedicar tiempo a ser, intencionadamente, más consciente de estos alimentos?

En el plan intestinal-emocional volveré a referirme a algunos de ellos, pero no te pediré que los elimines por completo. ¿Por qué? Porque este libro no trata de sensibilidades alimentarias ni de dietas de eliminación, sino de alcanzar la salud y la alegría a través de la nutrición, el estilo de vida, la autocompasión y la aceptación. A lo largo del plan intestinal-emocional de 21 días, te pediré que te observes a ti mismo y a tus hábitos y que te preguntes: «¿Esto alimenta mi intestino y mi cerebro? ¿Y mi cabeza y mi corazón?». Tenlo en cuenta a medida que avanzas en la siguiente sección. Lo que he descubierto es que, con un poco de educación y autoconciencia, empezamos a cambiar nuestro estilo de vida de forma natural y sin ningún esfuerzo.

1. Azúcar

Hace años que sabemos que el azúcar es uno de los principales factores que contribuyen a la epidemia de obesidad. Pero la verdad es que las consecuencias negativas de un exceso de azúcar van mucho más allá de ensanchar nuestra cintura. Como especialista en nutrición que atiende a pacientes diariamente, puedo afirmar que esta sustancia encabeza la lista de factores dietéticos que perjudican la salud humana. El azúcar está relacionado no solo con la diabetes y la obesidad —como muchos ya sabemos—, sino también con las enfermedades cardiacas, la demencia, las enfermedades autoinmunes y, básicamente, con todas las demás causas principales de discapacidad y muerte en el mundo. No pretendo asustarte, pero la verdad es que el problema del azúcar es grave.

En un día normal, los adultos estadounidenses mayores de veinte años consumen unas diecisiete cucharaditas de azúcar añadido al día, lo que suma unos dieciocho kilos de azúcar al año. Como puedes suponer, esto tiene consecuencias devastadoras para nuestra salud y daña el intestino y el cerebro. De hecho, me atrevería a decir que el azúcar secuestra nuestro sistema nervioso, nuestro cerebro y nuestro microbioma intestinal. Lo dulce es combustible para el fuego de la ansiedad. Muchos estudios han demostrado que cuanto más azúcar consumes (concretamente del tipo refinado), más aumenta tu ansiedad. Y las investigaciones han descubierto que los niveles elevados de serotonina empeoran los niveles de ansiedad. ¿Adivinas qué aumenta también los niveles de serotonina? Sí, has acertado: el azúcar. Y todo esto nos lleva de vuelta al microbioma. El equilibrio correcto de las bacterias de tu microbioma es responsable de tu salud. Los alimentos que comes favorecen a las bacterias sanas o a las insanas. El azúcar es el combustible perfecto para todo tipo de microorganismos nocivos, incluido el crecimiento excesivo de levaduras como la cándida. Según algunos estudios, los niveles de bacterias beneficiosas, concretamente el *Bifidobacterium longum* y el *Lactobacillus helveticus*, son más bajos en las personas que sufren ansiedad.[6]

Luego está el azúcar en sangre. El consumo excesivo de azúcar puede provocar picos de azúcar en sangre, desequilibrios y resistencia a la insulina. Cuando tu azúcar en sangre está en una montaña rusa, se pone en marcha tu eje hipotalámico-pituitario-adrenal (eje HPA), responsable de liberar cortisol, la hormona del estrés. La respuesta de lucha o huida que se produce cuando estás estresado o ansioso se debe a un aumento del flujo de cortisol. Debido a los constantes altibajos, tu cuerpo nunca tiene realmente la oportunidad de calmarse, lo que perpetúa aún más los sentimientos de ansiedad. Se ha demostrado que las dietas que consisten principalmente en azúcar y alimentos ricos en glucosa aumentan la ansiedad, ¡pero cambiar a una dieta baja en azúcar puede reducirla drásticamente en solo cuatro semanas![7]

El azúcar tiene un efecto único en nuestro cerebro que hace que se active su sistema de gratificación. Inmediatamente después de comer azúcar, nos sentimos más felices e incluso más relajados gracias a la liberación de unas sustancias químicas llamadas *opioides* en nuestro cerebro. La sensación es increíble en ese momento, pero al igual que ocurre con las drogas o el alcohol, estos efectos no duran mucho, y al final nos quedamos con ganas de más azúcar. Si no conseguimos nuestra dosis habitual de esta sustancia, podemos acabar con intensos antojos de dulce, síntomas de abstinencia y atracones.

Incluso las alternativas al azúcar como la sucralosa y el aspartamo afectan negativamente a tu salud. Múltiples estudios han demostrado que estos sucedáneos pueden exacerbar enfermedades intestinales irritables como la colitis ulcerosa y la enfermedad de Crohn, al fomentar las bacterias malas y la inflamación intestinal.

Ojalá no tuviera que darte esta noticia —me imagino que te encantan los refrescos *light*—, pero no te voy a insultar endulzando (artificialmente) la verdad.

Eres un ser humano y estás en el mundo, por lo que supongo que ya sabes que el azúcar afecta negativamente a tu intestino y a tu cerebro, así que pasemos al siguiente delincuente común: el alcohol.

2. Alcohol

A muchos no les gustará lo que voy a decir, pero entre mis pacientes veo con excesiva frecuencia relaciones insanas con el alcohol cuando tanto el intestino como el cerebro están sanos. La realidad es que el alcohol es una neurotoxina que arruina millones de vidas cada año. La normalización y la *glamurización* de la bebida crean más problemas en la salud de los individuos y en la salud de sus relaciones. Como ocurre con casi todo, existe un amplio espectro. El alcohol no es un mecanismo eficaz para hacer frente al estrés, la ansiedad y la soledad; en el caso de la mayoría de la gente, yo diría que simplemente amplifica esos problemas.

He visto a muchísimas personas ponerse nerviosas y entrar en pánico cuando no pueden consumir alcohol. En otros casos, sus amistades y círculos sociales giran en torno al alcohol. Sin beber, nos resulta mucho más difícil anestesiarnos y distraernos, desconectar o aliviar nuestras preocupaciones y emociones.

El alcohol perjudica terriblemente la conexión intestinal-emocional, ya que provoca problemas en el microbioma y exacerba el intestino permeable. Un estudio demostró que puede aumentar la permeabilidad intestinal y causar inflamación en otros órganos, incluido el cerebro. Otro estudio publicado en *Scientific Reports* demostró que quienes bebían varias veces a la semana tenían un volumen cerebral total más bajo a principios de la mediana edad (personas de treinta y nueve a cuarenta y cinco años).[8] Esto se asocia con niebla cerebral, mala memoria, cambios de humor y otros síntomas neurológicos. A menudo se recurre al alcohol para frenar la ansiedad, algo que dista mucho de ser una buena idea. Las investigaciones han demostrado que el consumo de alcohol conduce a un empeoramiento de los trastornos de ansiedad con el paso del tiempo. Asimismo, algunos estudios han demostrado que consumir alcohol puede modificar el microcircuito cerebral y contribuir a la sensación de ansiedad.[9]

Por otro lado, el alcohol también puede desencadenar una inflamación que afecte a todo el organismo, incluido el cerebro. De hecho, este órgano está especialmente amenazado, ya que una sobrecarga de inflamación desencadenaría una respuesta inflamatoria autoinmune contra el cerebro y el sistema nervioso. Las consecuencias suelen ser un estado de ánimo errático, emociones negativas y sentimientos de ansiedad y depresión. La inflamación también daña la barrera hematoencefálica (BHE), lo que podría dar lugar a lo que conocemos como *cerebro permeable* y *estrés oxidativo* en el hipotálamo, que es la parte del cerebro responsable de regular el apetito y el peso, la temperatura corporal, las emociones, el comportamiento, la memoria, el crecimiento, el equilibrio de sal y agua, el deseo sexual y el ciclo sueño-vigilia (¿eso es todo?). Ni que decir tiene que las consecuencias de esto, que incluyen niebla cerebral y problemas de concentración y atención, son algo que deberías evitar a toda costa.

La verdad es que la mayoría ya conocemos estos hechos sobre el alcohol por nuestras propias experiencias. No conozco a nadie que no haya tenido al menos una experiencia desagradable con el alcohol. La bebida puede hacernos sentir despreocupados, conectados y confiados en el momento, pero casi todos hemos experimentado la tremenda desazón que se siente al despertarse tras una noche de copas. Al dañar tu intestino y afectar a tu cerebro, el consumo de alcohol, especialmente las borracheras, es uno de los hábitos que con mayor facilidad deterioran tu salud mental y física. Un estudio que observó a personas que participaron en el Enero Seco[*] demuestra perfectamente este hecho.[10] Tras solo un mes sin beber:

- El 71 % dormía mejor.
- El 67 % tenía más energía.
- El 58 % perdió peso.
- El 57 % tenía mejor concentración.
- El 54 % tenía mejor piel.

Cuando dejamos de administrar constantemente neurotoxinas a nuestro cerebro, este tiene una poderosa capacidad de curación. Ahora bien, ya sabes que no establezco ninguna regla rígida para el plan intestinal-emocional de 21 días, pero mi recomendación es siempre limitar el alcohol a las ocasiones especiales y restringirlo a pequeñas cantidades de vino ecológico, biodinámico, de bajo contenido en alcohol y azúcar, y de kombucha dura.[**]

3. Alimentos procesados y envasados

Sé que agrupar todos los alimentos procesados y envasados en una sola categoría puede parecer extremo; hay muchos tipos diferentes: ¿no son algunos de ellos bastante saludables? Los alimentos procesados y envasados forman una categoría gigantesca que incluye básicamente cualquier cosa que no sea fresca y no esté en su

---

[*] N. del T.: *Dry January,* campaña creada por la organización británica Alcohol Change UK con el objetivo de reducir el consumo de alcohol durante el mes de enero.

[**] N. del T.: *Hard kombucha* tiene cuatro grados alcohólicos; es una bebida fermentada y ecológica, con contenido probiótico y apta para celíacos.

estado original. La mayoría de los alimentos de los pasillos centrales de la tienda de comestibles están envasados y procesados, mientras que todo lo que está en el pasillo de las verduras y la carne suele estar sin procesar. Casi todos los alimentos procesados y envasados carecen del nutriente esencial que las bacterias intestinales necesitan para prosperar: la fibra. La fibra, especialmente la fibra prebiótica, es el alimento que comen tus bacterias. Se trata de un tipo de fertilizante para las bacterias intestinales buenas, las que ayudan a regular el sistema nervioso y a producir neurotransmisores. Este tipo de fibra dietética es digerida más lentamente por el organismo y actúa como fuente de alimento para las bacterias sanas del intestino que hace que puedan multiplicarse. Cuando consumes alimentos ricos en prebióticos, estás proporcionando el combustible que tu intestino necesita para prosperar. No basta con consumir solo probióticos o prebióticos: el intestino necesita un equilibrio saludable entre ambos para mantener el equilibrio del microbioma.

Los prebióticos se encuentran en muchas frutas y verduras, especialmente en aquellas que contienen carbohidratos complejos, como la fibra y el almidón resistente:

- Ajo.
- Manzanas/vinagre de sidra de manzana.
- Raíz de achicoria.
- Alcachofas.
- Plátanos.
- Raíz de diente de león.
- Avena.
- Mangos.
- Bayas.
- Legumbres.
- Cebollas.
- Patatas.
- Guayaba.
- Puerros.
- Naranjas.
- Espárragos.
- Arroz.

Los alimentos muy procesados, que suelen ser bajos en fibra y fibra prebiótica, se asocian con microbios intestinales malos relacionados con marcadores de salud más pobres. Por ejemplo, un estudio publicado en el *International Journal of Environmental Research and Public Health* mostró que los participantes que consumían menos de tres fuentes de frutas y verduras al día tenían un veinticuatro por ciento más de probabilidades de recibir un diagnóstico de trastorno de ansiedad.[11]

En un sentido práctico, cuando dependemos de los alimentos procesados y envasados, hay menos espacio en nuestra dieta para las frutas y verduras frescas, los frutos secos y las semillas, y otros ingredientes que nos proporcionan la fibra, las vitaminas y los minerales beneficiosos que necesitamos para estar sanos. Esto puede acarrear sus propios problemas, ya que los estudios han demostrado que quienes siguen una dieta rica en alimentos mínimamente procesados, como verduras, frutos secos, huevos y marisco, tienen más probabilidades de albergar bacterias intestinales beneficiosas y gozar de mejor salud mental y física. Por ejemplo, un estudio sobre adultos con depresión demostró que trabajar con un dietista durante doce semanas para hacer ajustes, como ingerir menos comida basura y más alimentos ricos en nutrientes (como productos agrícolas frescos, pescado, fruta y verdura), hizo que casi un tercio de los participantes lograran la remisión de su depresión.[12]

El problema de los alimentos procesados, y la razón por la que se han convertido en una parte tan importante de nuestra dieta, es que son prácticos, fáciles de preparar y baratos. Hemos creado un mundo en el que es más cómodo elegir estos alimentos que los que realmente alimentan nuestro intestino y nuestro cerebro. Comer alimentos deficientes en nutrientes se ha convertido en algo tan habitual que alimentarse tal y como los seres humanos lo han hecho durante miles de años se considera ahora «restrictivo», «radical» o una muestra de la «cultura tóxica de la dieta».

Abordar el problema del azúcar, el alcohol y los alimentos procesados puede parecer insuperable; al fin y al cabo, tienen una presencia bastante importante en nuestra sociedad. La buena noticia es que los estudios demuestran que al cabo de unos pocos días de sustituir los alimentos deficientes en nutrientes por alimentos ricos en ellos, la composición del microbioma intestinal empieza a cambiar y a mejorar con bastante rapidez. Esto es cierto no solo en la composición real de las propias bacterias, sino también en los genes que expresan. Un estudio reveló que los cambios positivos pueden empezar a producirse en cuestión de horas, en lugar de días o semanas.[13] Sabiendo esto, ¡imagina lo que puedes hacer en 21 días!

CAPÍTULO 3

Sentimientos

Estrés, trauma y cómo la inflagüenza se asienta en tu organismo

A lo largo de mis años como profesional de la medicina funcional, he pasado incontables días educando a la gente en el concepto de la comida como medicina, enseñándoles las trampas de la comida basura pobre en nutrientes. Mi objetivo siempre ha sido concienciar a mis pacientes y lectores de la relación entre lo que comen y cómo se sienten, una relación que la medicina convencional tiende a subestimar o ignorar por completo. Gracias a este enfoque he ayudado a cientos de enfermos a transformar su salud. Desde las enfermedades autoinmunes hasta los dolores de cabeza crónicos, pasando por las alergias estacionales, los problemas metabólicos y el síndrome del intestino irritable, prácticamente todos los trastornos de salud que existen pueden mejorarse con una nutrición adecuada.

Dicho esto, lo cierto es que *la comida basura inflamatoria y de baja calidad no es lo único que sabotea nuestro bienestar.* De hecho, muchos experimentamos diversos factores emocionales que son tan perjudiciales como cualquier harina refinada o jarabe de maíz con alto contenido en fructosa. Estos factores emocionales adoptan numerosas formas, pero algunas de las más comunes que observo son el estrés crónico, la productividad tóxica, el perfeccionismo y los traumas. Cuando no prestamos atención a estas experiencias emocionales negativas y las ignoramos, comienzan a manifestarse en nuestro cuerpo físico; en otras palabras, empezamos a tener inflagüenza.

Para superar la inflagüenza, hemos de impedir que nuestro mundo emocional dañe al físico. Y para ello, debemos entender los entresijos de cómo se genera la inflagüenza. El lugar perfecto para verlos es estudiando la experiencia emocional negativa más generalizada: el estrés crónico.

Estrés crónico: la peor comida basura para nuestro organismo

La idea de que el estrés es la peor comida basura puede parecer un tanto exagerada. ¿Podría ser peor que la comida rápida o incluso los refrescos? Los investigadores llevan años estudiando el estrés, y el consenso es que es uno de los principales factores de enfermedad. Nos centraremos primero en este trastorno porque la mayoría ya somos conscientes del hecho de que tenemos estrés en nuestras vidas, de que probablemente afecte a nuestra salud y de que nos gustaría cambiarlo.

Este estado de constante tensión no solo nos hace sentir mal en el momento, sino que contribuye a prácticamente todas las enfermedades que existen. Según la American Psychological Association ('asociación estadounidense de psicología'), el estrés crónico está directamente relacionado con las seis causas principales de muerte: enfermedades cardiacas, cáncer, dolencias pulmonares, accidentes, cirrosis hepática y suicidio.[1] Las investigaciones han demostrado que más de entre el sesenta y el noventa por ciento de las visitas al médico son por dolencias y quejas relacionadas con el estrés.[2] Un estudio concluyó que los gastos sanitarios son casi un cincuenta por ciento mayores para las personas que tienen niveles más altos de estrés, lo que es bastante lógico cuando te das cuenta de que este trastorno contribuye a casi todos los males y problemas de salud que experimentamos.[3] Me refiero a dolores de cabeza, asma y alergias, depresión y ansiedad, tensión muscular crónica, acné, mal funcionamiento de la tiroides, aumento de peso, indigestión, artritis, desequilibrio de los niveles de azúcar en sangre, disminución de la densidad ósea y del tejido muscular, náuseas, infecciones por hongos y del tracto urinario e incluso resfriados e infecciones sinusales. La lista es interminable. La verdad es que te resultaría difícil encontrar una enfermedad que no empeore con niveles elevados de estrés.

Aquí tienes algunos ejemplos de cómo el estrés puede afectar a nuestra salud a largo plazo:

- El estrés pone en marcha una reacción en cadena en el cerebro, ya que el hipotálamo envía órdenes a las glándulas suprarrenales para que liberen cortisol y adrenalina, lo que a la larga produce cambios en la estructura y el funcionamiento del cerebro que contribuyen a problemas de salud mental como el insomnio.[4]
- Las investigaciones demuestran que el estrés crónico por sí solo puede ralentizar tu metabolismo, descontrolar tus señales de hambre y aumentar los antojos lo suficiente como para hacerte engordar hasta cinco kilos al año.[5]
- El estrés disminuye la conversión de las hormonas tiroideas T4 en T3, lo que puede provocar el síndrome de T3 baja y desencadenar problemas tiroideos autoinmunes.[6]

- En el caso del alzhéimer, los estudios han demostrado que el estrés puede impulsar la progresión de la enfermedad y exacerbar los síntomas, y los síntomas del alzhéimer merman la calidad de vida, lo que, a su vez, aumenta el estrés. En otras palabras, el estrés engendra estrés, y así se crea un círculo vicioso.[7]
- Se sabe que el estrés aumenta la permeabilidad intestinal, lo cual causa trastornos como el intestino permeable, y que incrementa la susceptibilidad a la inflamación crónica del colon y del tubo digestivo.
- El estrés también está relacionado con las enfermedades gastrointestinales, como los trastornos funcionales intestinales, la enfermedad inflamatoria intestinal, la úlcera péptica y la enfermedad por reflujo gastroesofágico, y se sabe que es un desencadenante de afecciones inflamatorias intestinales como la enfermedad de Crohn y la colitis ulcerosa.

Las investigaciones demuestran que el estrés puede incluso provocar cambios duraderos en el organismo al modificar el ADN. Según un estudio, la activación simpática crónica, cuando no se controla durante demasiado tiempo, puede empezar a cambiar la actividad de las células inmunitarias de una persona.[8] El estudio reveló que el estrés crónico activaba sistemáticamente las células inmunitarias que están destinadas a combatir las infecciones, pero en realidad no había ninguna infección. Esto puede conducir a una inflamación crónica, que es la raíz común de casi todas las enfermedades.

La presión del perfeccionismo

En ninguna parte es más peligroso el perfeccionismo que en el mundo de la salud y el bienestar. Como dije al principio de este libro, sé que a muchos nos encantaría que nos dieran una lista de consejos que garantizaran una vida libre de problemas de salud. A mí también. La mayoría de los que se sienten naturalmente atraídos por el bienestar también sienten atracción por la idea de que si hacen lo suficiente, si cumplen todas las medidas de esa lista, no tendrán que enfrentarse a la incertidumbre ni al sufrimiento. Desgraciadamente, y siento mucho tener que decírtelo, no existe tal lista, ¡y eso se debe a que tampoco existe ese cuerpo ideal al que aspiramos! El cuerpo humano no es capaz de alcanzar la perfección y, por tanto, el deseo de lograr el perfeccionismo es garantía de sufrimiento e infelicidad.

Al perseguir la idea de que estaremos sanos y felices de la mañana a la noche todos los días de nuestra vida, nos estamos abocando a un fracaso seguro. No podemos mantener una dieta y un estilo de vida «perfectos». No podemos eliminar la comida basura de por vida, dormir ocho horas y media todas las noches, hacer ejercicio sin fallar un solo día ni evitar todas las sustancias químicas y toxinas. A veces estaremos cansados, enfermos o tristes; nuestro cuerpo cambiará y se resistirá y rebelará de mil y una maneras. Comeremos demasiadas palomitas en el cine, abandonaremos nuestras rutinas de ejercicio durante unos días, unas semanas o unos meses, o sufriremos una pérdida. Nos desgarraremos un músculo, tendremos diarrea, nos saldrá un herpes labial o nos diagnosticarán una enfermedad autoinmune, un problema de diabetes o cáncer.

Por desgracia, las imágenes que vemos en las redes sociales y en la televisión no siempre reflejan esta realidad. En su lugar, lo que solemos ver son cuerpos perfectos (y con filtro), atractivamente bronceados y con caras sonrientes, lo que en ocasiones nos hace preguntarnos qué estamos haciendo mal en nuestras vidas. Cuando tenemos problemas con el cuerpo o la salud, como inevitablemente ocurre, nos sentimos tentados a etiquetarnos de fracasados o a reñirnos por no esforzarnos lo suficiente. Desgraciadamente, esto no hará más que añadirse a la ya pesada carga de estrés y emociones negativas, y puede contribuir en gran medida a la inflagüenza. Cuando no nos dejamos espacio para la imperfección, echamos gasolina al fuego de la inflagüenza.

Por todo ello decidí escribir este libro y diseñar el plan intestinal-emocional de 21 días. En este plan, mandamos el perfeccionismo a tomar viento y nos permitimos ser radical y maravillosamente humanos. La finalidad de esta obra es mostrarte el camino que te lleva a centrarte en ser un «ser humano» más que un «hacer humano». Sus páginas reflejan el arte perdido de tomarse las cosas con calma, estar presente, encontrar la serenidad y escuchar a nuestra intuición, que nunca nos lleva por mal camino; en resumen, el arte de estar bien.

El problema de la productividad tóxica

Muchos de nosotros no paramos de movernos nunca. Si no de forma física, al menos mental y emocionalmente estamos continuamente en marcha. Por supuesto, no siempre es posible controlar una agenda apretada, y además muchos creemos que deberíamos estar haciendo algo divertido, emocionante y novedoso a todas horas del día y de la noche. Teniendo en cuenta que las redes sociales facilitan enormemente que todo el mundo publique la mejor versión de su vida, no es de extrañar que ver los mejores momentos de los demás nos haga sentir que nos estamos perdiendo constantemente algo más grande, mejor y más divertido. He visto de primera mano cuánto estrés y ansiedad puede causar el FOMO* (miedo a perderse algo) y cómo esa mayor respuesta al estrés desencadena problemas de salud. Verás, durante los periodos estresantes de tu

---

* N. del T.: *Fear of missing out.*

vida, la hormona del estrés de tu cuerpo, el cortisol, está en alerta máxima. Aunque se trata de una respuesta normal, los niveles crónicamente elevados de cortisol no lo son y pueden provocar toda una serie de problemas de salud.

Nuestro estilo de vida acelerado también puede dejarnos poco tiempo para cuidarnos. Lo más probable es que cuanto más ocupados estemos, más probabilidades tengamos de comer algo fácil y rápido. Entre el trabajo, los actos sociales, el voluntariado y las actividades familiares, tenemos poco tiempo para preparar las comidas. Este estilo de vida de alta intensidad también puede hacernos caminar dormidos por la vida, sin salir nunca de nuestra zona de confort ni aprender nada nuevo. ¿Cuántas veces te has dicho a ti mismo «me encantaría aprender a…» o «siempre he querido probar…», y al cabo de unos meses (o años) te das cuenta de que nunca has aprendido o probado eso que te apasiona debido a tu ajetreada vida?

Los momentos de quietud y reflexión también son fundamentales para la salud emocional. Tener tiempo de inactividad nos da la oportunidad de reflexionar sobre lo que ocurre en el momento presente. Con una perspectiva más consciente de la vida, puedes tomarte el tiempo necesario para rememorar cualquier experiencia del pasado –buena o mala– y utilizarla para tomar las mejores decisiones para tu futuro. Abrazar un poco de paz, tranquilidad y quietud es una de las mejores formas de calmar el estrés y la ansiedad. Con todo el ruido que hay en la Red y dentro de nuestra mente, es imprescindible crear espacios de quietud tanto dentro como fuera de ella.

Es evidente que el estrés, incluido el causado por el perfeccionismo y la productividad tóxica, suele afectar a nuestra capacidad de prevenir enfermedades o de defendernos de ellas y perjudica enormemente nuestra capacidad de recuperación mental y física.

Pero las experiencias emocionales negativas no empiezan ni acaban con el estrés. En absoluto. También se extienden a otras experiencias, menos universales y —seamos sinceros— menos cómodas de contar. Estas experiencias van más allá de comprobar los puntos de nuestras largas listas de tareas pendientes, de estar atrapados en un atasco o de superar la temporada alta en el trabajo. Tienen que ver con lo que ocurre en nuestro corazón y en nuestra mente en el nivel más profundo, justo en su núcleo: tristeza, trauma, dolor, soledad, celos, baja autoestima, ira, culpa y vergüenza. ¡Vaya lista!, ¿eh? Basta con leer algunas de esas palabras para que se te caiga el alma al suelo.

Tus sentimientos más profundos y tu salud

Entremos de lleno en el tema. Porque es evidente que se pueden establecer fácilmente conexiones entre las distintas experiencias emocionales y la salud. Un ejemplo contundente es el síndrome del corazón roto o cardiomiopatía por estrés. Las investigaciones han demostrado que el riesgo de sufrir un infarto se multiplica *por veintiuno* en las veinticuatro horas siguientes a la pérdida de un ser querido. Como explicó en una ocasión Elizabeth Mostofsky, investigadora posdoctoral en epidemiología cardiovascular, al *Boston Business Journal*: «El duelo y la pena se asocian a un aumento de los sentimientos de depresión, ansiedad e ira, y se ha demostrado que están relacionados con aumentos de la frecuencia cardiaca y la presión arterial, y con cambios en la composición de la sangre que la hacen más propensa a coagularse, todo lo cual puede conducir a un infarto de miocardio».[9,10]

La ira es otra emoción que tiene la capacidad de influir poderosamente en nuestra salud. La ira no resuelta o no gestionada se ha relacionado con una amplia gama de problemas de salud, como dolores de cabeza, trastornos digestivos, insomnio, hipertensión, problemas cutáneos como el eczema y ataques cardíacos y accidentes cerebrovasculares. En un estudio publicado en el *Journal of Medicine and Life*, los autores afirman que «la ira puede tener un impacto directo en las enfermedades cardiovasculares a través del eje HPA (comunicación cerebro-suprarrenal) y el sistema nervioso simpático».[11] Según unas investigaciones, la ira, la hostilidad y la agresividad están relacionadas con el desarrollo de la diabetes de tipo 2. Por ejemplo, un estudio descubrió que los individuos que obtuvieron las puntuaciones más altas en la medición de la ira tenían un treinta y cuatro por ciento más de riesgo de desarrollar diabetes en comparación con aquellos con las puntuaciones más bajas.[12] También reveló que la ira contribuía a comportamientos poco saludables en el estilo de vida, como fumar y consumir muchas calorías, lo que en última instancia conducía a la obesidad y, finalmente, a la diabetes.

Otro buen ejemplo de los efectos de las emociones en nuestra salud física es el caso de la soledad y el aislamiento, que casi todos hemos experimentado en algún momento de la pandemia de COVID-19. Las investigaciones han relacionado el aislamiento social y la soledad con un mayor riesgo de padecer diversas afecciones físicas y mentales: hipertensión, enfermedades cardiacas, obesidad, debilitamiento del sistema inmunitario, ansiedad, depresión, deterioro cognitivo, alzhéimer e incluso la muerte. El siguiente y último ejemplo es interesante: unos investigadores estudiaron a personas con esclerosis múltiple y descubrieron que la baja autoestima estaba correlacionada con la fatiga, lo que permite inferir que la forma en que los pacientes se veían y valoraban a sí mismos podía influir en sus síntomas.[13]

Traumas pasados no resueltos en tu cuerpo

A menudo pensamos que la conexión intestinal-emocional es algo que ocurre únicamente a corto plazo o que al menos nace de experiencias de nuestra vida de adultos. Sin embargo, las investigaciones han demostrado que no son solo las experiencias emocionales actuales las que afectan a nuestra salud, sino también las experiencias que quizá creíamos haber dejado atrás hace años. Por ejemplo, es bien sabido que las experiencias infantiles adversas (conocidas como ACE, por sus siglas en inglés) pueden aumentar el riesgo de desarrollar problemas de salud física, como enfermedades cardiacas, obesidad, diabetes y cáncer. De hecho, el maltrato y la negligencia infantiles son una de las principales causas ambientales de enfermedad mental.[14] Otro estudio, publicado en *Psychosomatic Medicine*, descubrió que un mayor estrés acumulado en la infancia –como violencia, separación de los padres, enfermedad mental, divorcio o abuso de sustancias– aumentaba significativamente la probabilidad de que te diagnosticaran una enfermedad autoinmune en el futuro.[15] Los traumas pasados no resueltos pueden provocar una desregulación del sistema nervioso autónomo y dejarte en alerta máxima todo el tiempo, atrapado en un estado crónico de lucha o huida. Esto hace que acumules esa angustia emocional en tu cuerpo, donde acaba manifestándose como un problema de salud física. Por eso mi equipo y yo tratamos estos temas en cada consulta con un nuevo paciente e integramos protocolos para abordar esta parte integral de la curación.

Los traumas más recientes también pueden afectar a tu salud de múltiples maneras, y estoy cien por cien seguro de que todos hemos experimentado al menos un trauma en nuestra vida: la pandemia del COVID-19. Tal vez haya sido traumático por diferentes motivos –quizá perdimos a un ser querido, nos quedamos sin trabajo o experimentamos una soledad y un aislamiento social que siguen afectando a nuestra salud mental–, pero el resultado es el mismo para todos nosotros: experimentamos una mayor activación simpática, y eso puede tener efectos duraderos en nuestra fisiología interna e incluso en la expresión de nuestro ADN.

«¿El ADN?», te preguntarás. A menudo pensamos que el estrés y los traumas afectan a la salud exclusivamente a corto plazo o en forma de afecciones molestas, pero no demasiado graves, como dolores de cabeza o de estómago; sin embargo, la verdad es que los efectos de los traumas podrían ser mucho más profundos que estos problemas de salud cotidianos. De hecho, el trauma puede cambiar la forma en que se expresa tu ADN y contribuir directamente al desarrollo de enfermedades. Tu ADN sirve como una especie de manual de instrucciones para tu organismo, que le indica qué hacer y cómo actuar a nivel celular. Cuando tu entorno se altera drásticamente, por ejemplo durante una época de gran estrés o trauma, ese ADN no cambia en lo esencial, pero sí se modifica la forma en que lo lee tu cuerpo.

Este campo de investigación se denomina *epigenética*, y es el estudio de qué genes se activan y desactivan por nuestro estilo de vida y nuestro entorno. Por ejemplo, puedes tener un gen del alzhéimer o del cáncer de mama, pero dependiendo de tu estilo de vida —por ejemplo, tu bajo consumo de alcohol o de tabaco— es posible que ese gen nunca se active y, a su vez, afecte a tu vida. Los traumas y el estrés podrían suponer la diferencia entre padecer una enfermedad y no padecerla. Curiosamente, estos cambios epigenéticos no viven ni mueren contigo.

Unas palabras sobre el trauma intergeneracional

El trauma puede derivar de un único instante aislado, como un accidente o una agresión, en cuyo caso se denomina *trauma simple*, pero también puede calificarse como *complejo* si la situación se produce más de una vez o durante un largo periodo de tiempo. Un subconjunto del trauma complejo es el *trauma intergeneracional*, que a veces también se denomina *trauma transgeneracional o multigeneracional*. Este tipo de trauma se transmite de generación en generación, desde quienes lo experimentan directamente hasta sus descendientes. Lo que no hace mucho parecía ciencia ficción se ha convertido en un campo de vanguardia en la ciencia. Muchas cosas se transmiten de padres a hijos, como las enfermedades genéticas y las características físicas. En algunos casos, el trauma también puede heredarse, como las reminiscencias celulares, entretejidas profundamente en el ADN. Algunos síntomas del trauma intergeneracional son: hipervigilancia, sensación de un futuro limitado, desconfianza, distanciamiento, ansiedad elevada, depresión, ataques de pánico, pesadillas, insomnio, una respuesta sensible de lucha o huida y problemas de autoestima y confianza en uno mismo. El trauma intergeneracional puede dar lugar a un sistema inmunitario hiperactivo, lo que a su vez provocaría enfermedades autoinmunes u otros problemas inflamatorios. El trauma también influye en la *microglía*, el sistema inmunitario del cerebro. Cuando se produce un estado altamente reactivo al trauma, la microglía devora las terminaciones nerviosas en lugar de potenciar su crecimiento y reparar los daños. La microglía se vuelve loca en el cerebro y causa depresión, ansiedad y otros problemas mentales. Esto puede traducirse en cambios genéticos, que luego se transmiten a otras generaciones. Se está investigando el componente del trauma intergeneracional en cuestiones como el síndrome metabólico, la diabetes, el aumento de peso, los problemas inflamatorios del colesterol, las enfermedades autoinmunes y la salud cerebral.

En un ejemplo inquietante, unos científicos estudiaron a los descendientes de quienes vivieron lo que se conoce como el Holodomor, que fue una hambruna provocada por el ser humano en Ucrania en la década de 1930 que provocó la muerte de millones de personas. Los resultados del estudio, que recogió datos de cuarenta y cuatro personas de quince familias ucranianas diferentes, mostraron que los mecanismos de afrontamiento que adoptaron los supervivientes en los años treinta se transmitieron claramente a través de dos e incluso tres generaciones. Muchos de los participantes tenían dificultades para confiar en los demás, ansiedad por la escasez de alimentos, tendencias al acaparamiento, baja autoestima, hostilidad social y conductas de riesgo para la salud.[16] Otra investigación realizada en la Escuela de Medicina Icahn de Mount Sinai muestra que los descendientes de los supervivientes del Holocausto tienen perfiles hormonales de estrés distintivos. Los datos mostraron que las personas con trauma intergeneracional tienen niveles alterados de hormonas del estrés circulantes. Más concretamente, presentan niveles más bajos de cortisol, una hormona que ayuda al sistema nervioso y a la inflamación a calmarse tras un incidente traumático. Esto puede predisponerlas a padecer trastornos de ansiedad y estrés postraumático.[17]

¿La buena noticia? Si el trauma puede heredarse, la curación también. Curarte a ti mismo es curar a los hijos de tus hijos y a las generaciones que nunca verás. A diario, veo a mis pacientes de todo el mundo romper las cadenas ancestrales del dolor, la vergüenza y los problemas de salud.

Todo esto demuestra que nuestro mundo emocional tiene un gran impacto en nuestra fisiología, un concepto que se explica mejor con algo llamado *teoría polivagal*.

Teoría polivagal: cómo la inflagüenza encuentra su hogar en tu sistema nervioso

Antes hemos visto el nervio vago y cómo modula la conexión intestinal-emocional. Pues bien, la teoría polivagal nos ayuda a comprender lo que significa almacenar estrés y emociones en nuestro cuerpo y a darnos cuenta de hasta qué punto las experiencias emocionales negativas incontroladas pueden afectar a largo plazo a la fisiología humana, especialmente a la de los sistemas nervioso e inmunitario. La teoría polivagal fue propuesta por un científico llamado Stephen Porges, experto en neurociencia del comportamiento. Antes de que se desarrollara la teoría polivagal, pensábamos en el estrés como algo finito, que se encendía y se apagaba un momento después. Por ejemplo, podías oír sonar la alarma de un coche detrás de ti y tu cuerpo entraba temporalmente en un estado de respuesta de lucha o huida. Pero en cuanto te dieras cuenta de que no era más que una alarma de coche, tu cuerpo volvería inmediatamente a un estado de relajación y todo iría bien en tu mundo interno.

Según la teoría polivagal, no es tan sencillo. Tu sistema nervioso no es como un interruptor de la luz que se enciende y se apaga, sino que existen varios estados posibles del sistema nervioso en los que podemos encontrarnos:

Estado 1. Cuando el sistema nervioso se encuentra en este estado, nos sentimos relajados, tranquilos y en paz. Piensa en un día de excursión con amigos, en una estupenda taza de té en el porche con tu pareja o en la sensación de energía y paz que tienes tras hacer un nuevo amigo o establecer una conexión. En el estado de compromiso social ventral-vagal, tenemos la mente y el corazón despejados y podemos conectar y relacionarnos con quienes nos rodean y con nosotros mismos a un nivel profundo. En este estado, tu cuerpo y tu mente están sincronizados, tu respiración está relajada y sientes que hay una vía directa y sin obstáculos entre tu cabeza y tu corazón. El compromiso social vagal ventral es la antítesis del estrés, la negatividad y la ansiedad. Cuando pasemos a la parte práctica de nuestro viaje, nos centraremos en alcanzar este estado.

Estado 2. Se trata de un estado del sistema nervioso marcado por el estrés agudo (también conocido como *activación simpática*). Imagínatelo como lo que sientes cuando estás atrapado en un atasco, a punto de entrar en una entrevista o en alerta por una llamada del médico. En el estado de activación simpática, a menudo te asaltan los nervios y los pensamientos acelerados, y puedes experimentar tensión muscular o una exacerbación del dolor o de problemas crónicos de salud. Por desgracia, muchos vivimos en un estado casi constante de activación simpática, lo que puede mantenernos siempre al borde de la ansiedad o incluso de un ataque de pánico.

Estado 3. Cuando tu sistema nervioso se encuentra en este estado, has sufrido tanto con la activación simpática que tu cuerpo se desconecta y entra en un estado similar a la hibernación. Imagínatelo como un pozo en el que puedes caer, marcado por la fatiga, la vergüenza, la sedación, la ira y la depresión. Esta desconexión vagal dorsal se produce cuando tu cuerpo dice «¡Basta! ¡Ya no puedo mantener este nivel de activación simpática!» y colapsa. Es muy probable que hayas experimentado este estado en algún momento de tu vida, tal vez después de una etapa especialmente difícil en el trabajo en el que quedaste totalmente exhausto, una ruptura que te dejó emocionalmente agotado o un periodo traumático de tu vida que te hizo sentir que necesitabas aislarte para protegerte.

Dependiendo de en cuál de estos estados te encuentres, la fisiología de tu cuerpo y la activación de las neuronas de tu cerebro serán diferentes. Estos estados cambian la forma en que percibes toda tu realidad, y el mundo empieza a parecerte más oscuro, aterrador y triste o más acogedor y pacífico. Lo mismo ocurre con tu cuerpo: o bien te sentirás en casa y en paz en él, o bien lo sentirás más como una zona de guerra que no te permite estar conectado contigo mismo ni con la gente que te rodea. Los traumas, el estrés y las experiencias pasadas pueden cambiar nuestro sistema nervioso de forma que nos pongan en un estado perpetuo de lucha o huida. Conozco a muchos pacientes que se sienten crónicamente al límite, atrapados en pensamientos negativos recurrentes e incapaces de salir de ese estado de lucha o huida y volver a uno de calma y tranquilidad, en el que la conexión intestinal-emocional pueda ser de salud y felicidad tanto para el intestino como en el ámbito emocional. Una de las cosas que más me gustan de la teoría polivagal es que nos muestra que no son solo nuestros pensamientos los que controlan nuestra salud psicológica, sino la forma en que nuestro sistema nervioso ha evolucionado para adaptarse a las circunstancias cambiantes. Así que, por mucho que me guste practicar la gratitud y tener pensamientos positivos, también sé que si queremos mejorar realmente nuestra salud general, tenemos que mirar más de cerca la curación desde el lado de las tripas y el de los sentimientos.

La autoinmunidad y tu relación contigo mismo

Como escribí en mi libro *El espectro de la inflamación*, la enfermedad autoinmune se caracteriza por la pérdida de capacidad del cuerpo para reconocer lo que es su propio tejido y lo que es un invasor externo. A consecuencia de esto, el cuerpo empieza a atacarse a sí mismo. Todas las enfermedades autoinmunes tienen en común este proceso de mimetismo molecular. La única diferencia entre ellas es la zona del organismo que se ataca. Por ejemplo, en el caso de la enfermedad de Addison, son las glándulas suprarrenales; en la enfermedad de Hashimoto o de Graves, es la tiroides; en la colitis ulcerosa o enfermedad de Crohn, es el tubo digestivo; en la esclerosis múltiple (EM), son el cerebro y el sistema nervioso, y en la artritis reumatoide, son las articulaciones. Como quizá ya sospeches, las enfermedades autoinmunes están estrechamente relacionadas con lo que ocurre en el intestino, que es la base del sistema inmunitario. Por ejemplo, los estudios han demostrado que alteraciones específicas en la comunidad microbiana intestinal pueden estar relacionadas con afecciones autoinmunes como el lupus; los investigadores incluso están explorando tratamientos basados en el microbioma.[18] Las afecciones cutáneas autoinmunes como la psoriasis también se han relacionado con una menor diversidad bacteriana en el microbioma intestinal y cutáneo.[19]

Si profundizas en la ciencia de la autoinmunidad, a nivel físico se produce cuando el sistema inmunitario ha perdido el reconocimiento del yo y se ataca a sí mismo. Piensa en ello un momento. Cuando muchos de mis pacientes acuden a mi consulta, han pasado años de su vida sintiéndose, en mayor o menor grado, en contacto con su cuerpo y consigo mismos. Día tras día, se atacan mental, emocional y espiritualmente a sí mismos y a su cuerpo. Lo que ocurre en tus entrañas es probablemente también lo que ocurre en tu cabeza. Cuanto más estresados estamos, más comemos alimentos que no sientan bien a nuestro cuerpo, más nos criticamos y avergonzamos a nosotros mismos y más nos esforzamos por alcanzar la perfección y no la humanidad. Cuanto más nos alejamos de seguir nuestra intuición sobre lo que es más sano para nosotros, más empieza a coincidir nuestra fisiología interna con lo que ocurre en nuestra cabeza y nuestro corazón. Como es arriba, es abajo. Como es dentro, es fuera.

También hay investigaciones que demuestran que las experiencias emocionales perturbadoras pueden estar relacionadas con las enfermedades autoinmunes. Por ejemplo, un estudio demostró que las personas con trastorno de estrés postraumático tienen un sesenta por ciento más de riesgo de desarrollar una enfermedad autoinmune que las que no tienen antecedentes de TEPT.[20] Los científicos sospechan que el intenso estrés psicológico del trauma provoca cambios físicos que repercuten en el sistema inmunitario y crean una inflamación crónica, activan determinados genes y aceleran la producción de células inmunitarias.[21]

Si hay un dato que espero que asimiles plenamente cuando termines de leer este libro es que lo físico y lo psicológico no están tan separados como crees y que si no tomas medidas para mejorar la salud y la capacidad de recuperación de tu cuerpo y tu mente, no podrás alcanzar una salud y una felicidad óptimas.

Este tipo de trauma —de hecho, todos los traumas— puede influir enormemente en la salud y el bienestar de las personas, pero también puede influir en su capacidad para crear y mantener hábitos de vida saludables, como tomar decisiones nutricionales acertadas, hacer ejercicio y practicar el autocuidado. Un historial traumático aumenta la probabilidad de que bebas demasiado, fumes, comas en exceso o permanezcas sedentario. En los últimos años, nos sentimos más cómodos hablando de traumas, salud mental y las partes del ser humano que durante mucho tiempo se habían ocultado e ignorado. Dicho esto, aún nos queda mucho por avanzar, sobre todo en lo que se refiere a los efectos de los traumas en la salud física.

En su apasionante libro *El cuerpo lleva la cuenta: cerebro, mente y cuerpo en la superación del trauma*, el doctor Bessel van der Kolk expone cómo personas traumatizadas se sienten crónicamente inseguras dentro de su cuerpo. En ellas el pasado está vivo en forma de malestar interior desgarrador. El doctor Van der Kolk prosigue: «Sus cuerpos reciben constantemente señales viscerales de advertencia y, para controlar estos procesos, suelen volverse expertos en ignorar sus instintos y en adormecer la consciencia de lo que se está produciendo en su interior. Aprenden a esconderse de sí mismos». Si tienes una historia de trauma, ya sea grande o pequeña, aguda o intergeneracional, supongo que te sientes identificado con esta afirmación. Apuesto a que sabes de primera mano que los traumas y la salud física están estrechamente relacionados y que puedes identificarte con el concepto de inflagüenza a un nivel particularmente profundo.

Ahora bien, no puedo asegurarte que este libro o el plan intestinal-emocional de 21 días vayan a sanar todos tus traumas. El mecanismo del trauma es complejo y requiere la colaboración de un equipo de profesionales para proporcionarte la mejor atención posible. Lo que quiero decir es que cuando hay sufrimiento emocional, casi siempre hay también sufrimiento físico. Tus estados emocionales actuales y pasados no existen únicamente en tu cabeza; pueden tener un gran efecto en tu cuerpo a corto y largo plazo. Este libro es el siguiente paso de tu viaje.

Barreras para la salud emocional: cómo puede ayudar la medicina funcional

Si existe un fuerte componente emocional en la salud y la curación —algo con lo que espero que estés de acuerdo después de haber leído hasta aquí—, creo que todos coincidiremos en que es importante que, como sociedad, invirtamos en formas de curación. Es lógico que, si el intestino y el cerebro están conectados, si los traumas pueden afectar a nuestra salud durante generaciones y si las emociones negativas y el estrés desempeñan un papel esencial en todas las enfermedades del mundo, debamos crear un sistema sanitario que sepa cómo apoyar el cuerpo y la mente y la conexión entre ambos. Por desgracia, estamos lejos de alcanzar este objetivo. De hecho, me atrevería a decir que la medicina convencional es bastante deficiente a la hora de ayudarnos en este sentido. Más que ayudar, el sistema sanitario occidental parece arrojar gasolina directamente al fuego de la inflagüenza. Como resultado, no solo tenemos el problema de que nuestro mundo emocional sabotea nuestro mundo físico, sino que además nos topamos con obstáculos considerables cuando buscamos ayuda.

Me sorprendería que no supieras ya que nuestro mundo está fallando en el ámbito de la salud mental. Cualquiera que haya intentado ver a un terapeuta seguramente comprenderá lo difícil que es conseguir apoyo en este campo. ¿Por qué? Sigue habiendo muchas barreras para acceder a servicios de salud mental asequibles y de alta calidad. Una encuesta mostró que el cincuenta y seis por ciento de los cinco mil veinticuatro estadounidenses encuestados deseaban recibir servicios de salud mental para sí mismos o para un ser querido, pero aproximadamente un tercio de ellos denunciaron problemas de acceso, como el coste o la escasa cobertura del seguro, el estigma social, la falta de orientación y la mala calidad de la atención. La misma encuesta mostró que una de cada cuatro personas tenía que elegir entre recibir tratamiento de salud mental y pagar las necesidades diarias. Casi uno de cada cinco estadounidenses señaló que había tenido que elegir entre recibir tratamiento para una afección física y recibir tratamiento para una afección mental. De los que podían permitirse recibir ayuda para la salud mental, cerca del treinta y ocho por ciento debió esperar más de una semana para recibir tratamiento y el cuarenta y seis por ciento tuvo que viajar más de una hora de ida y otra de vuelta para una cita.[22]

Si es difícil encontrar un profesional de la salud mental asequible, aún lo es más dar con alguien capacitado para establecer conexiones entre la salud mental y la física. Si intentas hablar del estrés crónico o de la salud mental en una cita con un médico tradicional, lo más probable es que te remita a un psicólogo o a un psiquiatra. Los médicos convencionales no suelen estar formados en psicología (al menos no adecuadamente), y los psicólogos no siempre están formados en cuestiones de salud física. Por lo tanto, aunque podamos permitirnos una terapia, acabamos siendo tratados por separado para la mente y el cuerpo por dos profesionales distintos que generalmente no se conocen ni hablan entre sí. La colaboración entre ambos es rara, por lo que acabas intentando comprender por ti mismo esta misteriosa conexión entre lo físico y lo emocional. Se trata de un enorme fracaso de nuestra sociedad, sobre todo cuando ves las estadísticas y te das cuenta de que un escandaloso sesenta por ciento de los adultos estadounidenses padece una enfermedad crónica.

En pocas palabras, la medicina funcional es el hilo que une toda la información de este libro. Este apartado de la medicina se toma en serio descubrir la causa raíz de los problemas de salud, y para ello se centra en los cambios de estilo de vida, la nutrición y las terapias mente-cuerpo, en lugar de limitarse a cubrir los síntomas con medicamentos. También nos enseña a considerar el cuerpo como un organismo complejo, no como partes separadas sin relación entre sí. Y lo que es más importante, nos demuestra que la conexión intestinal-emocional no solo es real, sino que forma parte integrante de la salud y la felicidad generales. Las estadísticas no mienten. Las primeras visitas de pacientes de medicina funcional duran entre sesenta y ciento veinte minutos. Además, en comparación con los médicos que practican la medicina convencional –que sufren desgaste profesional en un porcentaje devastador, de hasta el cincuenta por ciento según algunos estudios–, cerca del cuarenta y tres por ciento de los médicos que practican la medicina funcional piensan trabajar hasta los setenta años por lo menos, lo que indica una mayor satisfacción laboral.[23]

No es sorprendente que la medicina funcional y sus profesionales tengan detractores. A menudo se les critica con comentarios peyorativos como «charlatanes», «vendehúmos» y «sin fundamento científico».

Pero observa las estadísticas: nada menos que el sesenta por ciento de los adultos estadounidenses padece una enfermedad crónica y el cuarenta por ciento tiene dos o más enfermedades crónicas. Hoy alguien sufre un infarto cada cuarenta segundos, el cáncer es la segunda causa de muerte en todo el mundo, cincuenta millones de estadounidenses padecen una enfermedad autoinmune y casi la mitad de la población de Estados Unidos tiene prediabetes o diabetes.[24]

Como ya sabes, los problemas de salud cerebral también van en aumento. Según los CDC ('centros para el control y la prevención de enfermedades'), alrededor del veinte por ciento de los adultos padecen un trastorno mental diagnosticable. La depresión es ahora la principal causa de discapacidad en todo el mundo. Uno de cada cinco niños estadounidenses de tres a diecisiete años (unos quince millones) tiene un trastorno mental, emocional o de conducta diagnosticable. La depresión grave está empeorando, sobre todo entre los adolescentes, y la tasa de suicidio entre las adolescentes ha alcanzado el nivel más alto de los últimos cuarenta años. El adulto joven medio de hoy tiene el mismo nivel de ansiedad que el paciente psiquiátrico medio de los años cincuenta.[25] La ansiedad afecta a más de cuarenta millones de estadounidenses y el alzhéimer es la sexta causa de muerte en Estados Unidos. Desde 1979, las muertes debidas a enfermedades cerebrales han aumentado un sesenta y seis por ciento en los hombres y la friolera de un noventa y dos por ciento en las mujeres.

Y a pesar de todo esto, Estados Unidos gasta más en sanidad que los diez siguientes países que más gastan juntos. Y aunque empleamos billones de dólares, ocupamos el último lugar entre todas las naciones industrializadas en lo que se refiere a tener una vida larga y sana. Según el *Journal of the American Medical Association* (*JAMA*), de trece naciones industrializadas, Estados Unidos es la peor en cuanto a años de vida perdidos por los adultos y tasas de mortalidad infantil.[26]

La mayoría de los estadounidenses toma al menos un medicamento al día. Los fármacos recetados matan ahora a más gente que la heroína y la cocaína juntas. Según el *JAMA*, más de cien mil personas mueren cada año por el uso *correcto* de los medicamentos recetados; no por sobredosis o por tomar el medicamento equivocado, sino por los efectos secundarios del «medicamento correcto».[27] Mientras tanto, la industria farmacéutica financia gran parte de la investigación científica que leemos hoy. Debido a este conflicto de intereses, cuando se trata de enfermedades crónicas y autoinmunes, la medicina convencional está especializada en diagnosticar una enfermedad y asignarle el medicamento correspondiente. Este juego de correspondencias medicinales deja a mucha gente frustrada cuando su salud no mejora en absoluto, y en cambio tiene que tomar una lista cada vez mayor de medicamentos.

La medicina funcional no se opone a la medicación. Reconocemos que muchas personas están vivas gracias a esos medicamentos, y los avances de la medicina moderna nos han traído procedimientos que salvan vidas, especialmente en la atención de urgencias. Tan solo nos planteamos la pregunta: ¿cuál es nuestra opción más eficaz que cause la menor cantidad de efectos secundarios? Para algunos, un medicamento puede ajustarse a estos criterios y ser una herramienta dentro de su caja de herramientas de bienestar. Pero muchas veces los fármacos no son la mejor opción, sino la única que se ofrece.

¿Vamos a insistir en seguir haciendo lo mismo repetidamente, esperando un resultado diferente? Al igual que ocurre con el rechazo de la cultura de la dieta y la actitud contra ella, la medicina funcional es consciente de que a la hora de prestar atención sanitaria no siempre se trata de «o lo uno o lo otro»: medicina convencional o medicina alternativa. A menudo, la mejor solución para tu salud es «ambas cosas», lo mejor de ambos mundos.

El mismo sistema patriarcal que critica a la medicina funcional también avergüenza y deslegitima a quienes luchan contra problemas de salud crónicos, como las afecciones autoinmunes. A muchas personas, especialmente a las mujeres, no se las escucha cuando se trata de su salud. En la medicina convencional no se las toma en serio y, por lo general, ni siquiera se les presta atención. Es muy triste presenciar la deslegitimación, implícita en el sistema, de los pacientes cuando se trata de su salud, entre otros muchos aspectos. Es lo que yo llamo «paternalismo médico», algo así como el típico «paternalismo masculino», pero ejercido por un médico endiosado.

Hay una actitud, que podríamos denominar «manipulación médica»,* que consiste en decirles a los pacientes: «Cómo vas a comparar tu búsqueda de Google con mi título de médico». Yo les respondería a esos médicos que una cosa es que tengan un título y otra, totalmente distinta, que tú conozcas intuitivamente tu cuerpo y quieras estar informado y que te escuchen cuando hablas de lo que te sucede. Me apasiona tratar a personas de todo el mundo que siguen al pie de la letra lo que su médico les dice y todo lo que «se supone» que deben hacer, pero siguen teniendo problemas de

---

* N. del T.: *Medical gaslighting* en el original.

salud, no saben por qué se sienten mal y se avergüenzan de hacer preguntas sobre ello. Su médico les dice tajantemente que «son todo imaginaciones tuyas» o «solo estás deprimido». Pero, dime, ¿quién no se sentiría un poco deprimido cuando sabe que algo le pasa a su cuerpo y nadie lo escucha? Las personas con autoinmunidad, fatiga crónica, problemas de salud cerebral o desequilibrios hormonales no están locas ni son hipocondríacas. Escucha a tu cuerpo, aunque tu médico no te escuche a ti. Confía en tu intuición. Lo bueno es que, en muchos sentidos, esa época arcaica está llegando a su fin. Estamos asistiendo al nacimiento de una nueva era, encabezada por un gran número de personas informadas, intuitivas y deseosas de tomar el control de su cuerpo. Su conciencia y su salud están aumentando. Pero no te equivoques: querer vivir sano y plantearse preguntas es un acto radical en una sociedad que alimenta sus propios problemas de salud y se lucra con ellos.

Hay otra buena noticia, y es que, con la medicina funcional, podemos recuperar un poco de esperanza. La medicina funcional nos enseña a considerar el cuerpo como un organismo complejo, en lugar de como partes separadas sin relación entre sí que necesitan cada una su propio especialista. Y lo que es más importante, nos demuestra que la conexión intestinal-emocional no solo es real, sino que forma parte integrante de la salud y la felicidad generales. Mi labor consiste en actuar como una especie de «organizador clínico» para mis pacientes, que integra distintos protocolos para aliviar las disfunciones intestino-emocionales y colabora con otros expertos en distintos campos con el fin de anteponer las necesidades del paciente a nuestros propios egos.

Al pasar a los siguientes capítulos —en los que aprenderás a restablecer una conexión intestinal-emocional sana— y al plan intestinal-emocional propiamente dicho, ten presente que la filosofía general y muchas de las recomendaciones, consejos y *tips* que encontrarás proceden de la medicina funcional, que espero que sea la norma asistencial en el futuro.

CAPÍTULO 4

¿La inflagüenza está deteriorando tu salud?

Hasta ahora hemos hablado de la fisiología de la conexión intestinal-emocional y de cómo la inflagüenza puede surgir del sufrimiento emocional y de la falta de atención sanitaria mental. Pero, seamos sinceros, a la mayoría de nosotros no nos preocupa que nuestros niveles de inflagüenza sean elevados un día determinado. No, lo que nos importa de verdad son los síntomas físicos reales que afectan a nuestra salud hoy, ahora mismo. ¿Cómo puedes estar seguro de que tus problemas de salud están causados por la inflagüenza?

En el caso de que tu mundo emocional esté perjudicando a tu salud física, esto puede manifestarse en síntomas que van desde los más evidentes de las enfermedades crónicas diagnosticadas hasta otros más difíciles de detectar, como la fatiga, los antojos de azúcar, la niebla cerebral y el insomnio. Mi amigo y colega, el doctor Mark Hyman, líder en medicina funcional, utiliza a menudo la expresión *síndrome SCUM** o *síndrome de «sentirse como una mierda»*. Cuando algo

---

* N. del T.: En el original, *FLC syndrome* o *feel like crap syndrome*.

no funciona en nuestro mundo emocional –desde nuestros niveles de estrés hasta traumas pasados o falta de autocompasión–, esto puede afectar a partes de nuestro organismo de maneras que parecen no tener nada que ver con el intestino o el cerebro.

Esto se debe a nuestro sistema nervioso y a las hormonas, que crean la red de comunicación dentro de nuestro cuerpo. Nuestras hormonas son extremadamente susceptibles a los cambios en el intestino o el cerebro, un hecho que puede ayudarnos a comprender por qué se resiente la salud cuando no cuidamos el cuerpo y la mente. Este sistema neurohormonal traza una línea recta entre nuestro mundo emocional y el físico. Una conexión intestinal-emocional desequilibrada conduce al desequilibrio de nuestro sistema nervioso, de nuestras hormonas y de casi todos los demás sistemas de nuestro cuerpo.

En este capítulo profundizaremos en algunos de los problemas de salud más comunes que trato en mi consulta y hablaremos de su conexión con el intestino y el cerebro y de lo que podemos hacer para restaurar este intrincado ecosistema interno cuando empieza a desquiciarse.

El eje intestino-cerebro-sistema endocrino

Las hormonas son mensajeros químicos que envían señales hacia y desde distintas partes del cuerpo. Digamos que son el sistema de comunicación interna del organismo y, como ya sabemos, la comunicación es fundamental. Solemos creer que las hormonas están relacionadas únicamente con la reproducción –oímos la palabra *hormona* e inmediatamente pensamos en la testosterona, el estrógeno o la progesterona, es decir, en hormonas sexuales–, pero lo cierto es que rigen muchos aspectos de la salud, como el ciclo sueño-vigilia, los niveles de energía, el deseo sexual, el metabolismo y el peso, la piel, el azúcar en sangre y la respuesta al estrés.

Cuando tienes problemas con la conexión intestino-cerebro, las hormonas suelen ser lo primero que se altera. Como agentes maestras de la comunicación en el cuerpo, son muy sensibles a los más mínimos cambios internos. Siempre son conscientes de lo que ocurre a su alrededor, intentan mantener el equilibrio y se adaptan cuando algo no funciona. Tienen una capacidad asombrosa para percibir cuándo algo no va del todo bien en el cuerpo y no tardan en desestabilizarse. Y lo que es más importante, si algo no funciona como debería, ya no pueden seguir haciendo lo que se supone que tienen que hacer, aunque ocurra lejos de ellas.

Esta tendencia de las hormonas a reaccionar ante pequeños cambios en el organismo se produce en algo llamado *eje intestino-cerebro-sistema endocrino*. Este eje es increíblemente sensible a tus emociones, niveles de estrés y cambios en el sistema nervioso como la activación simpática crónica. Por ejemplo, cuando el cuerpo se encuentra en ese estado vagal de activación simpática –también conocido como lucha o huida–, ello afecta directamente al eje intestino-cerebro-sistema endocrino, al reducir la producción neuronal del cerebro y dificultar su capacidad para comunicarse con todo el sistema hormonal.

Si tus hormonas no están equilibradas, te sentirás constantemente como si estuvieras nadando a contracorriente cuando intentes introducir cambios saludables en tu estilo de vida. Sin unas hormonas sanas, sufrirás fatiga, antojos de azúcar, dificultades para dormir e incapacidad para mantener un peso saludable. Cuando veo a pacientes con alguno de estos síntomas, siempre realizo pruebas hormonales exhaustivas para saber qué puede estar pasando.

En este libro veremos algunos de los principales sistemas hormonales del cuerpo, cómo están conectados con el intestino y el cerebro y cómo el plan intestinal-emocional te ayudará a volver a la normalidad.

Desequilibrios del azúcar en sangre
y problemas metabólicos

Lo más probable es que tú o alguien que conoces tenga un problema de azúcar en sangre. Las estadísticas son impactantes. Lamentablemente, siete de las diez principales causas de muerte de los estadounidenses son enfermedades crónicas, y la mayoría de ellas están relacionadas con una disfunción del azúcar en sangre.[1] Más de ciento veinte millones de estadounidenses tienen prediabetes o diabetes, y nueve de las diez principales causas de muerte en Estados Unidos están provocadas o agravadas por una disfunción metabólica. Se calcula que hay noventa y seis millones de estadounidenses con prediabetes; el setenta por ciento de ellos serán diabéticos dentro de diez años, y el ochenta y cuatro por ciento de las personas con prediabetes no saben que la tienen.[2]

Todos estos problemas del azúcar en la sangre tienen que ver con una hormona llamada *insulina*, que se encarga de tomar los azúcares de los alimentos que comes y transportarlos a tus células, donde se convierten en energía para impulsar tu cuerpo. Cuando comes un alimento rico en azúcares o hidratos de carbono, sobre todo si no contiene mucha fibra, este se transforma rápidamente en azúcar en el torrente sanguíneo, lo que desencadena la liberación de insulina para extraer el azúcar de la sangre y enviarlo a los músculos y las células para que lo utilicen inmediatamente o al hígado, que lo almacena para cuando lo necesites más adelante. Pero aquí está la cuestión: no necesitas mucha glucosa, y si siempre comes una gran cantidad de alimentos ricos en azúcar y carbohidratos, tu cuerpo puede tener problemas para emplearla.

Por desgracia, comer demasiados alimentos ricos en azúcar y carbohidratos es la norma en nuestra sociedad. Esto ocasiona la resistencia a la insulina, que se produce cuando el organismo desarrolla una tolerancia a esta hormona. Ante esta situación, se necesita producir cada vez más insulina para tratar de llevar la glucosa de la sangre a las células. Si el cuerpo no es capaz de aguantar el ritmo y desarrolla resistencia a la insulina, se produce una hiperglucemia crónica o diabetes de tipo 2.

El problema del azúcar en sangre en nuestro país (Estados Unidos) no es un secreto. Probablemente ya conoces los peligros de la diabetes y lo que debes hacer para prevenirla. Lo que no es tan conocido es el hecho de que un nivel saludable de azúcar en sangre está intrincadamente conectado con nuestro intestino, nuestros niveles de estrés y todos los sistemas de los que hemos hablado hasta ahora. En la actualidad, se hace mucho hincapié en que los niveles elevados de azúcar en sangre se deben a un consumo excesivo de azúcar, pero la verdad es que las causas de la diabetes son más complejas y están estrechamente relacionadas con el intestino y los niveles de estrés. Se pueden trazar muchas líneas entre la salud del azúcar en sangre y la conexión intestinal-emocional. De hecho, tu salud intestinal desempeña un papel clave en la regulación del azúcar en sangre y la resistencia a la insulina. Un estudio del Center for Individualized Medicine ('centro de medicina individualizada') de la Clínica Mayo efectuó un seguimiento de un grupo de trescientas personas a lo largo de seis días. Los investigadores registraron las respuestas glucémicas a los alimentos y descubrieron que solo podían predecir con exactitud el azúcar en sangre entre el treinta y dos y el cuarenta por ciento de las veces cuando solo tenían en cuenta qué alimentos comían los sujetos y cuántas calorías consumían. Pero cuando los científicos tuvieron en cuenta la composición específica de los microbiomas de los participantes, pudieron predecir con exactitud la respuesta del azúcar en sangre el sesenta y dos por ciento de las veces.[3] Otros estudios también apoyan la conexión entre el azúcar en sangre y el microbioma. Las personas con sobrepeso o con dificultades para perder peso —síntoma de problemas metabólicos subyacentes– suelen tener una menor diversidad del microbioma, con menos microbios beneficiosos y más bacterias y hongos perjudiciales.[4] En otro estudio fascinante, los científicos lograron trasplantar el microbioma de ratones diabéticos a ratones sanos y consiguieron que contrajeran diabetes, sin cambiar en absoluto su alimentación.[5] También se ha especulado con que los cambios en el microbioma intestinal provocan problemas metabólicos, que conducen a un tipo de inflamación crónica de bajo grado que te pone en riesgo de padecer obesidad y diabetes.

Ahora bien, no puedo dejar atrás el tema de la insulina sin hablar de las emociones negativas, ya que existe una clara conexión entre ambas. Hoy en día, es bien sabido que los acontecimientos estresantes, como las pérdidas familiares o los problemas en el trabajo, son factores de riesgo para desencadenar la aparición de la diabetes. Además, los estudios han demostrado que las experiencias traumáticas, el caos familiar y los problemas de comportamiento durante la infancia también están relacionados con esta enfermedad. Entonces, ¿qué explica esta conexión? Resulta que la principal hormona del estrés, el cortisol, hace que aumenten los niveles de azúcar en sangre. Técnicamente, se trata de una adaptación evolutiva. Cuando intentamos luchar o huir, necesitamos inmediatamente azúcar en la sangre para alimentar los músculos y las células a fin de salir de una situación peligrosa. Por tanto, tiene sentido que cuando nos enfrentamos a una amenaza, nuestro cuerpo haga lo que está diseñado para hacer: detener la digestión y otros procesos corporales menos críticos, como los mecanismos de reparación y limpieza, y canalizar sus recursos hacia el corazón, el cerebro y los músculos. El único problema se produce cuando el estrés es crónico. Un exceso de cortisol durante demasiado tiempo puede conducir a una hiperglucemia crónica, que lleva a la resistencia a la insulina y a la diabetes.

Si tienes un problema de azúcar en sangre, seguro que tu conexión intestinal-emocional está desempeñando un papel importante en tu desequilibrio y que la curación requerirá un enfoque que aborde tanto las causas físicas de los desequilibrios del azúcar en la sangre (por ejemplo, los desequilibrios del microbioma intestinal y el consumo excesivo de azúcar) como las causas emocionales (por ejemplo, el estrés crónico o los efectos de un trauma). Por suerte, el plan intestinal-emocional de 21 días está diseñado precisamente para eso.

Problemas de tiroides

A diferencia de otras hormonas como el estrógeno o incluso la insulina, las hormonas tiroideas no son algo en lo que pensemos mucho a lo largo de nuestra vida, es decir, ¡hasta que surge un problema con la tiroides y ya no paras de pensar en ellas! La tiroides es una glándula con forma de mariposa situada en la parte anterior del cuello, y las hormonas asociadas a ella —son numerosas y trabajan en conjunto para regular la función tiroidea a través de una compleja red de circuitos de retroalimentación— desempeñan un papel clave en el metabolismo, el estado de ánimo, la regulación de la temperatura y otros aspectos de la salud. Un problema con la función tiroidea puede causar una amplia gama de síntomas. Por ejemplo, una función tiroidea baja, o hipotiroidismo, que afecta a una de cada ocho mujeres a lo largo de su vida, puede causar aumento de peso, fatiga y depresión.[6] La causa más frecuente de una función tiroidea baja es la enfermedad autoinmune llamada *tiroiditis de Hashimoto*, que se produce cuando el sistema inmunitario empieza a atacar a la tiroides, pero también puedes tener problemas tiroideos no autoinmunes.

Como profesional de la medicina funcional, trato problemas de salud de la tiroides muy a menudo. De hecho, son uno de los problemas más frecuentes que veo en mi consulta, sobre todo tras un periodo de estrés agudo. Al igual que la insulina y el estrógeno o la progesterona, las hormonas tiroideas son extremadamente sensibles al estrés y al estado psicológico. Las investigaciones también demuestran que una expresión deficiente de los neurotransmisores y problemas de salud mental como la depresión, la ansiedad y el trastorno bipolar pueden estar relacionados con el hipotiroidismo, y se sabe que las personas con depresión presentan tasas más elevadas de alteraciones de la conversión tiroidea.[7] Resulta que tu principal hormona del estrés, el cortisol, puede perjudicar la salud tiroidea del mismo modo en que afecta a la de los niveles de azúcar en sangre. Muchos de mis pacientes descubren que sus problemas tiroideos empezaron tras una época estresante de su vida. Como explican los autores de un estudio, las pruebas sugieren que las hormonas del estrés actúan sobre un determinado tipo de célula inmunitaria —llamada *célula T*— que desplaza peligrosamente la actividad del sistema inmunitario hacia la autoinmunidad.[8] Lo que observo en mi consulta es que muchísimos pacientes desarrollan un problema tiroideo tras un momento física o psicológicamente difícil, como pasar por un embarazo o un parto complicados, atravesar un duelo o poner en marcha su propio negocio.

Las hormonas tiroideas también están directamente relacionadas con la salud intestinal. Por ejemplo, una función tiroidea baja puede reducir el movimiento de tus intestinos y producirte una digestión lenta y una eliminación deficiente.[9] Por no mencionar que un porcentaje significativo de la conversión de la hormona tiroidea tiene lugar en el intestino, y un microbioma desequilibrado y poco saludable puede inhibir este proceso. Una función tiroidea deficiente también perjudica la capacidad de tu organismo para absorber nutrientes. Una función tiroidea sana amortigua la inflamación intestinal, por lo que un funcionamiento tiroideo deficiente puede relacionarse con úlceras gástricas y el síndrome del intestino permeable. Asimismo, la salud tiroidea y la del azúcar en sangre están estrechamente relacionadas: por ejemplo, cuando tus hormonas tiroideas son bajas, disminuye tu capacidad de absorber glucosa, lo que puede causar fatiga crónica y resistencia a la insulina.

Lo que resulta aún más desconcertante es el hecho de que los médicos convencionales no analizan todas las hormonas tiroideas para detectar una disfunción, y eso significa que a menudo se pasan por alto los problemas tiroideos. Esto hace que miles de pacientes con problemas tiroideos subyacentes permanezcan sin tratamiento ni diagnóstico durante años e incluso décadas, mientras su médico les dice que sus resultados de laboratorio son «normales». En medicina funcional, examinamos el cuadro completo de la salud tiroidea y tenemos normas más estrictas sobre el funcionamiento óptimo de la tiroides. Si tienes un problema de tiroides, la clave es un enfoque intestinal-emocional; de hecho, diría que la forma más rápida de curar tu tiroides es abordar tus niveles de estrés y la conexión intestinal-emocional.

Ansiedad e insomnio

La melatonina y el cortisol son dos de las hormonas más importantes de nuestro cuerpo. Cada día de tu vida está regulado por las fluctuaciones de estas dos hormonas. Esto es lo que quiero decir: cada mañana, tus niveles de cortisol se disparan, y esto te da la energía para salir de la cama y empezar el día. Más tarde, cuando el sol empieza a ponerse, los niveles de cortisol comienzan a descender y aumenta la producción de melatonina. Esto hace que te sientas relajado, con los párpados pesados y listo para irte a dormir. Este ciclo diario de cortisol y melatonina también se conoce como *ciclo sueño-vigilia*.

Sabiendo que la insulina y las hormonas tiroideas están conectadas con el intestino, no te sorprenderá descubrir que la melatonina y el cortisol también están intrincadamente relacionados con la conexión intestinal-emocional. Una fascinante investigación realizada en Israel demostró que el microbioma intestinal de los ratones cambia a lo largo del día debido a estas hormonas. El estudio demostró que cuando los ratones dormían, el microbioma intestinal cambiaba de forma que fomentaba la reparación del ADN y el crecimiento celular, y cuando estaban despiertos, el intestino cambiaba para promover la desintoxicación y la detección del entorno. Lo mismo parece ocurrir en los seres humanos: según la hora del día o de la noche, el entorno intestinal es sorprendentemente distinto. Por tanto, tiene mucho sentido que tu digestión se vuelva inestable después de un viaje largo o de trasnochar.

Otro estudio demostró que cuando se alteraba el ritmo circadiano intestinal induciendo el desfase horario en los ratones, estos eran más susceptibles a infecciones intestinales como la salmonela. También hay muchas pruebas de que tu microbioma intestinal regula tu ciclo sueño-vigilia a través del eje intestino-cerebro.[10] Muchos no prestamos la menor atención a la asombrosa coordinación entre estas dos hormonas; es decir, hasta que pasamos la noche en vela o atravesamos varias zonas horarias y sufrimos *jet lag*, lo que puede provocar fatiga, insomnio, cambios de humor, antojos y niebla cerebral. El ciclo diario entre la melatonina y el cortisol también puede alterarse por razones menos obvias que una noche en vela o un vuelo largo, como el uso de aparatos electrónicos a altas horas de la noche, que indican al cerebro que todavía es de día, lo que desencadena la producción de cortisol por la noche y perjudica la producción de melatonina. Además, el estrés crónico puede alterar el ciclo sueño-vigilia. Cuando tu cuerpo bombea continuamente hormonas del estrés, puede alterar tu capacidad de obtener picos y caídas adecuados de melatonina y cortisol, lo que te hace sentir de algún modo crónicamente excitado y con ansiedad, pero también con una fatiga y un cerebro nublado crónicos. ¿Por qué ocurre esto? Porque el cortisol y la melatonina no solo intervienen en el ciclo sueño-vigilia. El cortisol tiene la importante función de regular la tensión arterial, el azúcar en sangre, la salud cardiaca, la inflamación y los niveles de energía. La melatonina es algo más que una hormona del sueño. También es una hormona antioxidante y antiinflamatoria increíblemente potente, clave para prevenir enfermedades y mantenernos sanos como seres humanos.

Ahora bien, creo que todos estamos de acuerdo en que preferiríamos no experimentar ninguno de los síntomas anteriores, pero quiero dedicar un minuto a hablar del primero de la lista: la capacidad para conciliar el sueño y permanecer dormido. No dormir lo suficiente –o no tener un sueño de calidad suficiente– puede contribuir en gran medida a los problemas de salud física. Al dormir recargamos y reajustamos nuestro cuerpo y nuestra mente. Esto nos permite tener la resistencia necesaria para afrontar todos los retos del día. Si queremos mantener un tono vagal saludable y alejarnos de un estado simpático crónico, tenemos que dormir bien. Dormir puede parecer una actividad pasiva, y mucha gente cree que puede escatimarla para ser más productiva durante el día, pero lo cierto es que el periodo en que estás dormido es un tiempo muy activo en tu cerebro y el resto de tu cuerpo. Durante el sueño, nuestro cerebro trabaja para almacenar la nueva información que hemos asimilado durante el día. Nuestras células cerebrales se comunican entre sí, se organizan y se reagrupan para el día siguiente. También es el momento en que el cerebro y el resto del cuerpo se deshacen de los residuos tóxicos y reparan las células, un proceso llamado *autofagia*, que es crucial para la longevidad y para la prevención del cáncer. Durante el sueño, nuestros músculos se reparan, se sintetizan nuevas proteínas, se liberan hormonas y crecen nuevos tejidos.

Y lo que es más importante, el sueño tiene un enorme impacto en la salud emocional. Especialmente durante el sueño de movimientos oculares rápidos (MOR), nuestro cerebro procesa la información emocional, los pensamientos y los recuerdos. Las investigaciones demuestran que la falta de sueño es muy perjudicial para la forma en que almacenamos los recuerdos, pero sobre todo para la retención de los positivos, porque mientras dormimos, nuestro cerebro favorece la consolidación de los recuerdos positivos y permite que se desvanezcan los más neutros.[11] ¡Qué descubrimiento tan impactante! La falta de sueño puede dificultarnos recordar las cosas buenas y ser positivos y optimistas. ¡Eso sí que es un desencadenante de la inflagüenza! El sueño también desempeña un papel importante en el procesamiento del trauma; por ejemplo, un estudio fascinante demostró que si dormimos en las primeras veinticuatro horas después de una experiencia traumática, esto puede ayudarnos a procesar e integrar los recuerdos eficazmente y a prevenir el desarrollo del TEPT. Y, por desgracia, los problemas de sueño son increíblemente frecuentes, ya que afectan a entre el cincuenta y el ochenta por ciento de los adultos en Estados Unidos, especialmente a los que padecen trastornos mentales como ansiedad, depresión o trastorno por déficit de atención con hiperactividad (TDAH).

El ciclo sueño-vigilia es tan importante que se podría escribir un libro entero sobre él, pero por ahora, basta con saber que, para tener un cuerpo y una mente sanos, es indispensable una producción saludable de cortisol y melatonina. Esto no es solo por las hormonas en sí, sino porque, cuando no duermes bien, inmediatamente se produce un debilitamiento de tu capacidad mental y de tu capacidad de tomar decisiones saludables a lo largo del día.

Hambre y antojos

¿Alguna vez has recibido malas noticias y has perdido el apetito? ¿Alguna vez te has pasado un día estresante picoteando, buscando siempre algo dulce, salado o con carbohidratos que llevarte a la boca? ¿Alguna vez te has sentido triste, solo o incomprendido, y has sentido el impulso de evadirte de esos sentimientos tomando «alimentos reconfortantes»? Si has respondido afirmativamente a alguna o a todas estas preguntas, ¡enhorabuena! Eres cien por cien humano. Nuestros niveles de hambre, nuestros antojos y nuestras papilas gustativas están estrechamente relacionados con nuestro sistema nervioso, nuestro cerebro y nuestra conexión intestinal-emocional. No es algo de lo que debamos avergonzarnos: así es nuestro cuerpo. Nuestra necesidad de comida está tan ligada a otras necesidades humanas básicas, como las de amor, comunidad, placer y comprensión, que es lógico que tengamos estas tendencias.

Hasta ahora, en este capítulo hemos profundizado en las formas en que los principales aspectos de tu fisiología están relacionados con la conexión intestinal-emocional, y tus hormonas del hambre siguen la misma línea. Dos hormonas en particular, llamadas *leptina* y *grelina*, son las responsables en gran medida de tus señales de hambre y saciedad y del equilibrio energético general de tu cuerpo, que es una forma elegante de decir cuánta energía consumes y quemas cada día. Por ejemplo, la leptina (también conocida como hormona de la saciedad) es producida por las células grasas, que envían señales al cerebro para disminuir tu apetito. Esta hormona es responsable en gran medida de tus niveles de hambre a largo plazo. La grelina hace justo lo contrario, envía señales al cerebro de que tienes hambre y necesitas comer. Cuando estas hormonas actúan en armonía, solo tienes hambre cuando tu cuerpo necesita más energía y te sientes lleno en cuanto estás saciado.

Intestino y sentimientos

Como era de esperar, el intestino influye tanto en la leptina como en la grelina. Los estudios han demostrado que ciertas bacterias disminuyen la sensibilidad de la leptina y predisponen a problemas metabólicos y al aumento de peso.[12] Asimismo, demuestran que el estrés puede elevar la producción de grelina y disminuir la de leptina, lo cual predispone a la persona a comer en exceso.[13]

Esta delicada interacción entre la leptina y la grelina es algo de lo que hablo constantemente con mis pacientes. Muchos acuden a mi consulta frustrados porque no consiguen perder peso ni dejar de comer los alimentos que saben que no les sientan bien. Tienen la sensación de estar siempre nadando a contracorriente. Además, a muchos les han diagnosticado una enfermedad inflamatoria o autoinmunitaria, y esto los hace sentirse aún más desconectados de su cuerpo y fuera de control.

Con estos pacientes, mi enfoque consiste siempre en un proceso de varios pasos que incluye la disminución de la inflamación crónica mediante cambios en la dieta y el estilo de vida, y un enfoque en los factores emocionales que propician la alimentación emocional y los antojos. Con este planteamiento holístico de la salud hormonal mis pacientes suelen recuperar sus señales de hambre en muy poco tiempo; en el capítulo siete, dentro del plan intestinal-emocional de 21 días, aprenderás algunas de las prácticas que les enseño.

Desintoxicación

¿Sueles hacer una pequeña limpieza entre semana o una limpieza de primavera y recorres tu vivienda buscando cosas para tirar, donar, reutilizar o reciclar? Así es como limpias periódicamente tu entorno y te aseguras de que todo se mantenga fresco, saludable y agradable en tu casa. Pues bien, tu sistema de desintoxicación se parece mucho a eso; básicamente, te ayuda a deshacerte de las sustancias que ya no le sirven a tu organismo.

A menudo se critica la idea de la desintoxicación diciendo que es una dieta de choque. Y soy el primero en admitir que abundan los ayunos y las limpiezas efectistas que pueden hacer más mal que bien. Pero la ética de la desintoxicación no tiene nada que ver con eso; de hecho, la verdadera desintoxicación tiene que ver más con lo que comes que con lo que no comes.

Cuando hablo con mis pacientes sobre la desintoxicación, se lo explico así. Nuestros procesos metabólicos crean un tipo de residuos que el organismo debe procesar y eliminar, de forma similar al desorden que se acumula en nuestra casa con el paso del tiempo. Esto incluye los residuos de los procesos corporales naturales –como cuando producimos hormonas o reparamos nuestras células– y los residuos creados por las toxinas y las sustancias químicas extrañas que encontramos en el mundo exterior. Imagínate que el sistema de desintoxicación de tu cuerpo es una especie de equipo multifuncional de compostaje-reciclaje-basura que recoge esos residuos, los empaqueta y luego decide qué hacer con ellos. Por desgracia, nuestro mundo está lleno de toxinas que amenazan nuestra salud.

La mayor parte de la desintoxicación tiene lugar en el hígado, ese es el motivo por el que probablemente hayas visto en Internet todo tipo de desintoxicaciones hepáticas. De hecho, casi todo lo que consumes –desde el alcohol hasta los medicamentos, pasando por muchos de los ingredientes de los alimentos que ingieres– tiene que ser filtrado por el hígado en algún momento. La desintoxicación se produce en dos fases principales. La primera consiste en identificar las toxinas persistentes en tu organismo y transformarlas para facilitar su eliminación, y la segunda en neutralizar esas toxinas identificadas para que puedan ser excretadas del organismo.

Ambas fases de la desintoxicación deben funcionar correctamente para no perjudicar tu bienestar; por ejemplo, si la fase 1 funciona bien, pero la 2 es lenta, los metabolitos intermedios se acumularán y te sentirás mal. Lamentablemente, favorecer la desintoxicación no es tan sencillo como evitar las toxinas, porque, nos guste o no, las encontramos a diario. Estas toxinas trastornan los cimientos mismos de nuestra salud: alteran el microbioma, provocan inflamación crónica, alteran gravemente las hormonas y saturan nuestro sistema de desintoxicación. Las toxinas más comunes son los pesticidas; los herbicidas; los metales pesados como el mercurio, el plomo y el aluminio; los ftalatos de los productos de belleza y cuidado personal; los materiales ignífugos de los muebles; los aparatos electrónicos y los productos para bebés, y las biotoxinas como las del moho (micotoxinas).

Ahora bien, aunque nunca te diría que es posible evitar todas las toxinas, intentar disminuir tu exposición a ellas en tu vida es una de las mejores cosas que puedes hacer para ayudar a reparar la conexión intestinal-emocional. Sin embargo, esta es la parte complicada: no todas las toxinas que encontramos son de origen químico, pesticida o contaminante. De hecho, las toxinas más insidiosas con las que nos topamos a diario suelen proceder de nuestra propia mente, en forma de estrés crónico, emociones negativas y vergüenza. También pueden venir de las personas que nos rodean en forma de relaciones insanas y tóxicas. Estos tipos de toxicidades afectan a tu cuerpo y contribuyen a tus problemas de salud física con la misma facilidad que una toxina de tus productos de limpieza o cosméticos. Cuando estás en activación simpática crónica, tu cuerpo entra en un estado de lucha o huida y empieza a canalizar su energía hacia el cerebro y los músculos para prepararte para enfrentarte a la posible amenaza o escapar de ella; a consecuencia de esto, descuida otros procesos corporales importantes, como la digestión, la inmunidad, el equilibrio hormonal y la desintoxicación. Cuando estás en lucha o huida crónicas, es como si hubiera pegamento en los engranajes de los mecanismos de desintoxicación de tu hígado, y cada paso de la desintoxicación se ve afectado negativamente. ¿Qué quiero decir con esto? Cuando estás atrapado en un ciclo negativo, tu cuerpo se vuelve más ineficaz en la desintoxicación y, además, crea más toxinas. Las investigaciones demuestran que en momentos de estrés o después de un trauma, el cuerpo produce más compuestos perjudiciales llamados *radicales libres*, que amenazan con dañar tus células y sobrecargar tu organismo. Como resultado, las toxinas que tu cuerpo encuentra cada día se acumulan, y empiezas a sentir los efectos de esa acumulación tóxica con bastante rapidez.

Esta es una de las razones por las que, en mi consulta, la desintoxicación no se concibe como algo que hacemos solo una o dos veces al año. Al contrario, me gusta decirles a mis pacientes que hagan de su vida una limpieza. Esto significa comer alimentos y nutrientes desintoxicantes, sudar mucho y beber agua filtrada, pero también implica evaluar constantemente otros tipos de toxicidad menos evidentes, como la productividad tóxica, las relaciones o incluso la positividad. Si no estás seguro de cómo llevar todo esto a la práctica, no te preocupes. Nos adentraremos en ello durante el plan intestinal-emocional de 21 días.

El mundo de las hormonas es increíble, ¿verdad? Llevo la vida entera estudiando el cuerpo humano, y las hormonas no dejan de fascinarme. En cierto modo, me recuerdan a las bacterias del intestino: responden a todo lo que comes, haces, sientes y piensas. Si sientes curiosidad por tus biomarcadores hormonales, metabólicos, de salud intestinal y de desintoxicación, plantéate hacerte análisis de laboratorio: mi centro de teleasistencia los realiza para personas de todo el mundo.

Sé que lo que hemos abordado en este capítulo puede ser muy complicado de asimilar, pero lo más importante que debes recordar a medida que avancemos es que esta conexión entre el intestino y el cerebro afecta a todos los aspectos de tu salud. Todo en el cuerpo está conectado. De hecho, la manera en que me imagino el sistema interno del organismo es como una intrincada tela, delicadamente tejida con diferentes colores y patrones que, en conjunto, crean un hermoso tejido sin costuras. Desgraciadamente, eso también significa que cuando una parte de tu salud se estropea, las demás también lo hacen. Es como cuando se te engancha un jersey nuevo: sabes que la cosa no va a acabar en ese único hilo que se sale, y muy pronto el problema se extiende.

Lo bueno es que una vez que somos conscientes de ello, podemos recuperar nuestro poder. En lugar de dejar que estos desequilibrios de salud se descontrolen y afecten a nuestra salud y felicidad, podemos empezar a controlarlos y crear un efecto dominó saludable que rompa el círculo vicioso para siempre.

Cómo controlar la inflagüenza y recuperar la salud

Llegados a este punto, eres prácticamente un experto en la fisiología de la conexión intestinal-emocional y sabes cómo la salud emocional y la física dependen la una de la otra. También entiendes las causas profundas de la inflagüenza y eres consciente de cómo puede instalarse en tu organismo, exacerbar los problemas de salud existentes y perjudicar a tus hormonas. Al fin y al cabo, necesitamos que todas las partes de nuestro cuerpo trabajen juntas en armonía para permitir que tanto este como la mente vuelvan a un estado de paz y calma.

Supongo que muchos sufrís algún grado de inflagüenza desde hace años. Los efectos pueden ser sutiles –por ejemplo, puedes saber que el estrés crónico desempeña un papel en tus problemas de salud, ya sean dolores de cabeza, síndrome del intestino irritable o síndrome premenstrual– o extremos, cuando sientes que tienes el corazón y la mente prácticamente desconectados del cuerpo o te diagnostican una enfermedad autoinmunitaria, depresión, ansiedad, dolor crónico o fatiga. Veo esto a menudo en pacientes con traumas pasados o que padecen problemas crónicos de salud, como enfermedades autoinmunes. Estos factores actúan como un lastre en nuestra conexión intestinal-emocional.

Así que ahora que sabemos cómo se produce la inflagüenza, qué aspecto tiene, qué sensación produce y cómo afecta a nuestra conexión intestinal-emocional y a nuestra salud, probablemente te estés preguntando: ¿cuál es el secreto para combatirla? La clave para controlar la inflagüenza consiste en alimentar nuestro cuerpo *y* nuestra mente con buenos alimentos. Tenemos que desacelerar, calmarnos y atender a la conexión intestinal-emocional. Esto implica una nueva manera de entender la alimentación y el pensamiento.

1. Alimenta tu intestino y tu cerebro con una dieta rica en nutrientes.
2. Alimenta tu mente y tu corazón con autocompasión, quietud y momentos diarios de atención plena y relajación.

De esto tratan, por cierto, los dos capítulos siguientes.

CAPÍTULO 5

Alimenta tu intestino y tu cerebro

Ahora bien, como profesional de la medicina funcional y experto en nutrición, no podría escribir un libro sin profundizar en la alimentación y la nutrición. Hay situaciones en las que una dieta de eliminación u otros protocolos alimentarios o de ayuno pueden ser una herramienta útil y recomendable. Sin embargo, mi objetivo nunca ha sido reducir la lista de alimentos «buenos» a nada más que aire, cubitos de hielo, col rizada y corteza de árbol. De lo que se trata es de tener un intestino sano que tolere todo tipo de alimentos estimulantes, sabrosos y diversos. En este libro hablamos de nutrición en el contexto de alimentar el cuerpo y la mente, lo que significa centrarnos en un enfoque sostenible y que te permita disfrutar de *una salud y una felicidad* óptimas. Estos consejos de nutrición del plan intestinal-emocional están diseñados para mejorar la relación entre tu salud física y tu salud emocional e infundir una gran dosis de sencillez y amor propio a tu estilo de vida. No obstante, antes de llegar a ese punto, sería imperdonable que no me adentrara en los conocimientos científicos relativos a la nutrición y al modo en que esta puede favorecer la conexión intestinal-emocional.

Así que, aunque hemos dedicado mucho tiempo a explicar que el bienestar no puede reducirse a la comida, tampoco vamos a ignorarla por completo. Los alimentos pueden ser tanto una causa de la conexión intestinal-emocional disfuncional como una solución a ella. Elegir repetidamente comer algo que no te sienta bien es como permanecer en una relación tóxica y preguntarte por qué sigues sintiéndote desgraciado. Decidir no comer alimentos que le sientan mal a tu cuerpo no es privarte de nada; es tener amor propio. Es obvio que determinadas comidas te pueden aumentar la inflamación, alterar el azúcar en sangre, dañar la digestión y hacerte sentir fatigado, con ansiedad o decaído. La obsesión con la dieta se produce cuando tu decisión de comer algo está basada en la vergüenza y la obsesión. Esta obsesión tiene que ver con la delgadez, no con la salud. La positividad corporal bien entendida consiste en quererte lo suficiente como para descubrir lo que realmente le gusta a tu cuerpo y lo que necesita para gozar de un bienestar vibrante. Aceptar tu cuerpo tal como es no significa que tengas que conformarte con su estado actual. Se trata simplemente de cambiar tu perspectiva para tomar decisiones desde el respeto y el amor a ti mismo, no desde la privación, la vergüenza, la obsesión o el castigo.

Cada célula nueva de tu organismo se forma a partir de los alimentos que consumes. Estos nutrientes (o su carencia) están íntimamente entretejidos en cada parte que te hace ser tú: la piel, el cerebro, las hormonas, el sistema inmunitario, el pelo, los genes..., todo. Así pues, los alimentos en los que nos centramos en este plan son superestrellas en el mantenimiento de la salud intestinal, el estado de ánimo, la salud cerebral, la desintoxicación, la salud hormonal y unos niveles saludables de inflamación. Son los mejores alimentos para que tu cuerpo entre en un estado parasimpático.

En este capítulo no te propondré un enfoque de «todo o nada» respecto a los alimentos. Lo que haremos es ocuparnos de los alimentos que causan problemas de salud y dedicar mucho tiempo a ensalzar los que sanan tu cuerpo.

Así que dejemos de lado la obsesión o la presión por seguir la dieta «perfecta» y hablemos de cómo influyen los distintos alimentos en nuestra salud y nuestra felicidad.

La base de un plan alimentario sin estrés

En efecto, los alimentos ejercen una poderosa influencia sobre tu bioquímica y sobre tu intestino y tus sentimientos, pero no es probable que recibas mucha información sobre este tipo de «prescripción» de tu médico de formación convencional. Hoy en día, en las facultades de medicina de Estados Unidos, los estudiantes reciben por término medio solo unas diecinueve horas de educación nutricional a lo largo de sus cuatro años de estudios, y únicamente el veintinueve por ciento de las facultades de medicina estadounidenses ofrecen siquiera a sus estudiantes las veinticinco horas recomendadas de educación nutricional.[1] Un estudio publicado en el *International Journal of Adolescent Medicine and Health* evaluó los conocimientos básicos de nutrición y salud de los licenciados en Medicina que ingresaban en un programa de residencia pediátrica y llegó a la conclusión de que, por término medio, solo eran capaces de responder correctamente al cincuenta y dos por ciento de las dieciocho preguntas.[2] En resumen, la mayoría de los médicos suspendería un examen básico de nutrición porque, sencillamente, carece de la formación necesaria en este campo.

Resulta muy irónico que la nutrición tenga tan poca prioridad para la medicina convencional, ya que nada menos que el ochenta por ciento de las enfermedades crónicas mencionadas a lo largo del libro son completamente prevenibles y reversibles con meros cambios en el estilo de vida. La medicina funcional contribuye en gran medida a colmar estas lagunas creadas por la medicina convencional y nuestra cultura sanitaria.

La clave de un plan alimentario sin estrés es conseguir el máximo efecto con la mínima restricción. La mayoría de los alimentos están sobre la mesa, y solo te recomendaré que examines detenidamente cómo te hacen sentir algunos de ellos para que puedas tomar decisiones fundamentadas y conscientes. El mundo está tan centrado en etiquetar los alimentos y las dietas (y a nosotros mismos) que no hemos dejado espacio para los matices, el contexto, la personalización, la intuición o la flexibilidad. Tampoco hemos dejado espacio para ser pacientes y amables unos con otros, para perdonarnos mutuamente y a nosotros mismos. En realidad, ni siquiera tenemos tiempo para hacer una pausa y preguntarnos: «¿Me hace feliz mi forma de comer y de vivir? ¿Estoy disfrutando de los alimentos que he decidido comer?». Como puedes suponer, todo este conflicto y ruido solo contribuye a generar más estrés y confusión.

La esencia de la nutrición y la medicina del estilo de vida debería consistir en aportar paz a las personas, empezando por qué alimentos comen y cuándo y cómo lo hacen. Pero toda esta confusión nos ha dejado estresados y con la sensación de que siempre nos estamos perdiendo algo o estamos cometiendo algún error. Permíteme ofrecerte un poco de claridad.

Proteína: la amiga fiel y leal

Si hay algo en lo que la mayoría de los expertos en nutrición y salud coinciden es en que las proteínas son la base de cualquier dieta sana. Cuando comas para controlar la inflagüenza, piensa que las proteínas son tus amigas fieles y leales, las que siempre te dan buenos consejos, las que planifican con antelación y las que te hacen pensar con claridad cuando, de otro modo, podrías perder el control. Las proteínas son la base de cualquier buena dieta, sobre todo de las que están pensadas para mantener tu salud y tu felicidad.

La proteína y los aminoácidos que la componen son lo que nos ayuda a sentirnos saciados y lo que construye músculo, cartílago, piel y hueso. Es lo que repara nuestras células y tejidos cuando nos lesionamos o envejecemos y mantiene nuestro metabolismo en funcionamiento, ayudándonos a quemar grasa y a tener un peso saludable. La lista de beneficios de las proteínas es prácticamente interminable. Todos las necesitamos, y cuando no ingerimos las suficientes, nuestro cuerpo no tarda en empezar a notar los efectos. Por ejemplo, un déficit de proteínas puede afectar al funcionamiento del cerebro y a la salud mental, porque los neurotransmisores se fabrican a partir de aminoácidos. Otro ejemplo es la dopamina (conocida como la sustancia química del «placer»), que se crea a partir del aminoácido tirosina, y la serotonina (conocida como la hormona de la «felicidad»), que se genera a partir del triptófano. Si careces de alguno de estos dos aminoácidos, podría haber una producción insuficiente de serotonina y dopamina, lo que tiene el efecto de bajar el estado de ánimo e incluso volverte agresivo.

Entonces, ¿cuál es la fuente de proteínas más saludable? Probablemente ya sepas que hay muchas controversias en este tema, sobre todo entre los paleo/keto/carnívoros y los veganos/vegetarianos. Las mejores fuentes de proteínas son las que *a ti* te gusta comer, concuerdan con tus valores, te sacian y, además, te sientan de maravilla.

Proteínas de origen animal

A menudo se critica la proteína de origen animal, pero cuando su elaboración es la adecuada, los productos de origen animal pueden ser excelentes fuentes de proteínas. Estas son algunas fuentes de proteína animal de alta calidad:

- Bisonte (24 gramos de proteínas en una ración de 85 gramos).
- Carne de vacuno (22 gramos de proteínas en una ración de 85 gramos).
- Carnes de órganos como el hígado (23 gramos de proteínas en una ración de 85 gramos).
- Cordero y carnero (23 gramos de proteínas en una ración de 85 gramos).
- Huevos (6 gramos de proteínas por huevo).
- Pollo (21 gramos de proteínas en una ración de 85 gramos).
- Salmón salvaje (17 gramos de proteínas en una ración de 85 gramos).
- Venado (26 gramos de proteínas en una ración de 85 gramos).

Cuando evalúes cualquier alimento, ten en cuenta no solo su valor nutritivo, sino también cuánto lo disfrutas y si se ajusta a tus valores. Puede que la quinoa y las alubias no sean las fuentes de proteínas más biodisponibles, pero si son lo que te gusta y te hacen sentir bien físicamente, deben estar en tu lista. Hay un montón de fuentes de proteínas saludables entre las que elegir. A menudo pensamos que para obtener suficientes proteínas tenemos que comer pechuga de pollo en cada comida, pero como verás a continuación, la naturaleza nos proporciona una gran cantidad de fuentes de proteínas de origen vegetal.

Proteínas de origen vegetal

FRUTOS SECOS Y SEMILLAS

- Almendras (6 gramos de proteínas por 23 almendras).
- Anacardos (4 gramos de proteínas por 18 anacardos).
- Avellanas (4 gramos de proteínas por 21 avellanas).
- Nueces (4 gramos de proteínas por 14 mitades de nueces).
- Nueces de Brasil (4 gramos de proteínas por 6 nueces).
- Nueces de macadamia (2 gramos de proteínas por 11 nueces).
- Nueces pecanas (3 gramos de proteínas por 19 mitades de nueces).
- Piñones (4 gramos de proteínas por 165 piñones).
- Pistachos (4 gramos de proteínas por 49 pistachos).
- Semillas de cáñamo (11 gramos de proteínas por tres cucharadas).
- Semillas de chía (4 gramos de proteínas por dos cucharadas).
- Semillas de lino (4 gramos de proteínas por dos cucharadas).
- Semillas de sacha inchi (9 gramos de proteínas por 40 semillas).

No te olvides de las mantequillas de frutos secos y semillas. Son una forma estupenda de aportar proteínas a tu vida. Por ejemplo, la mantequilla de almendras tiene 6 gramos de proteína por un cuarto de taza de mantequilla, lo que significa que untar un poco en un plátano o añadir una pequeña cantidad a un batido puede proporcionarte una buena dosis de proteína vegetal que no requiere mucha preparación y no exige mucha limpieza posterior.

PROTEÍNAS EN LAS VERDURAS

- Aguacate (2 gramos de proteínas por medio aguacate).
- Alcachofas (4 gramos de proteínas por media taza).

- Brócoli (2 gramos de proteínas por media taza, cocido).
- Coles de Bruselas (2 gramos de proteínas por media taza).
- Espárragos (2,9 gramos de proteínas por una taza).
- Espinacas (3 gramos de proteínas por media taza, cocidas).
- Espirulina (4 gramos de proteínas por una cucharada).
- Guisantes (9 gramos de proteínas por una taza, cocidos).

OTRAS FUENTES PROTEICAS VEGETALES
- Hempeh (*tempeh* elaborado con semillas de cáñamo) (22 gramos de proteínas por 113 gramos).
- Levadura nutricional (5 gramos de proteínas por una cucharada).
- Maca en polvo (3 gramos de proteínas por una cucharada sopera).
- *Natto* (orgánico no modificado genéticamente) (31 gramos de proteínas por una taza).
- Polvo proteico de semillas de sacha inchi (24 gramos de proteínas por cuatro cucharadas soperas).
- Proteína de cáñamo en polvo (12 gramos de proteína por cuatro cucharadas).
- *Tempeh* (ecológico no modificado genéticamente) (31 gramos de proteínas por una taza).

Cuando nos adentremos en el plan intestinal-emocional de 21 días, reflexionaremos sobre nuestra ingesta de proteínas y sobre si estamos tomando demasiadas o muy pocas. Pero por ahora, recuerda que las proteínas equivalen a estabilidad. Están ahí para mantenerte con los pies en la tierra, y cuando estás tratando de restablecer una conexión intestinal-emocional saludable, mantenerte enraizado es fundamental.

Grasas: la fuente secreta de energía

Hablando de estabilidad, el otro secreto de la energía duradera y de un cuerpo y una mente estables es la grasa saludable, que en los últimos años ha recibido por fin la atención y el aprecio que merece como macronutriente. Afortunadamente, ya han pasado los días en que contábamos los gramos de grasa y buscábamos las palabras *sin grasa* en las etiquetas. De hecho, las grasas saludables son ahora uno de los macronutrientes más apreciados.

La grasa es esencial para nuestra salud hormonal, unos niveles de inflamación sanos y un metabolismo flexible. También es esencial para la salud del cerebro, y no consumir suficiente cantidad de esta sustancia puede afectar a la cognición, el estado de ánimo y el comportamiento. La grasa es una parte esencial de cada célula de nuestro cuerpo. Un estudio a largo plazo que analizó los datos de más de doce mil personas durante diez años demostró que los hombres que seguían una dieta baja en grasas tenían un veintiséis por ciento más de probabilidades de estar deprimidos al cabo de un año que los que consumían suficiente grasa. El mismo estudio demostró que las mujeres que seguían una dieta baja en grasas tenían un treinta y siete por ciento más de probabilidades de estar deprimidas al cabo de un año que las demás. Estas cifras seguían siendo elevadas diez años después.[3]

Dicho esto, la solución no es tan sencilla como abastecerse de alimentos grasos, porque no todas las grasas son iguales. Y, en ocasiones, cuando oyes las palabras *grasas saludables*, es difícil saber exactamente qué significan. Los tipos de grasas más saludables se denominan *ácidos grasos monoinsaturados* (AGMI). Entre ellos están el aceite de oliva y el aceite de aguacate, que son líquidos a temperatura ambiente, pero se vuelven sólidos cuando se dejan en la nevera. Se ha demostrado que los AGMI favorecen la salud del corazón y unos niveles saludables de colesterol, además de reducir el riesgo de derrame cerebral, diabetes y grasa visceral del vientre, que sabemos que es el tipo de grasa corporal más perjudicial. Los AGMI también son clave para una buena salud mental.

El siguiente tipo de grasa son los llamados ácidos grasos poliinsaturados (AGPI). Los beneficios para la salud de los AGPI no están tan claros, porque dependen de cómo se produzcan estas grasas. Hay AGPI naturales, como los que se encuentran en los pescados grasos y en los frutos secos y semillas, y luego hay otros más procesados, como los aceites de canola, soja y vegetales. Un artículo de *Harvard Health* explica que los suplementos de un tipo de AGPI llamados *ácidos grasos omega-3* se están estudiando como tratamiento de diversos trastornos del estado de ánimo y afecciones psiquiátricas, como la depresión posparto, la esquizofrenia, el trastorno límite de la personalidad, el trastorno obsesivo-compulsivo y el trastorno por déficit de atención con hiperactividad.[4] Alimentos como el pescado graso se han asociado con una salud cerebral óptima, mientras que los aceites de semillas industriales se asocian justo con lo contrario; más concretamente, con un empeoramiento de la memoria y una disminución de la capacidad de aprendizaje.[5] Posteriormente te hablaré más sobre los aceites, pero por ahora basta con saber que los AGPI son algo complicados.

Por otro lado están las grasas saturadas, que nos plantean un nuevo dilema. En mi último libro, *Ayuno intuitivo*, escribí que si los AGPI son el tipo de grasa más complicado, las grasas saturadas son las más incomprendidas. Pues bien, mantengo esa afirmación. Probablemente hayas oído que deben evitarse las grasas saturadas por su relación con las enfermedades cardiacas, pero la verdad es que estas grasas —como las de la mantequilla, el aceite de coco, los huevos y la carne— no son tan peligrosas como nos han hecho creer. Estudios recientes han demostrado que la relación entre las grasas saturadas, el colesterol y las enfermedades cardiacas no está tan clara como pensábamos.[6] Lo que sabemos ahora es que eliminar las grasas saturadas y reducir el colesterol no es lo único que se necesita para tener un corazón sano. También hemos aprendido que las grasas saturadas son fundamentales para unos niveles de inflamación sanos, así como para garantizar la salud de las hormonas, las células y el cerebro. No vamos a profundizar mucho en esta investigación, así que quédate con la idea de que consumir grasas saturadas no debe quitarte el sueño. La cantidad de este tipo de grasas que idealmente deberías ingerir diariamente depende de tu genética, tus necesidades energéticas y la composición del resto de tu dieta (por ejemplo, si combinas azúcares y grasas saturadas en la misma comida, las grasas saturadas pueden hacer que el azúcar sea aún más insalubre de lo que ya es).

Hay un tipo de grasa que deberías evitar por completo, las llamadas *grasas trans*. Las grasas trans suelen aparecer en las etiquetas de los alimentos como aceites hidrogenados o parcialmente hidrogenados y a menudo se esconden en alimentos procesados y envasados como la mantequilla de cacahuete, la margarina, las cremas, las pastas para untar e incluso las galletas, los pasteles y las patatas fritas. También las utilizan con frecuencia los restaurantes de comida rápida, lo que no es más que otro elemento de una larga lista de razones para evitar la comida basura en la medida de lo posible. Comer grasas trans es como tomar la senda más corta hacia la inflamación y los problemas de salud, y dichas grasas también se asocian a un mayor riesgo de diabetes, obesidad y enfermedades cardiacas.[7]

Si te sientes abrumado por todos los tipos de grasa que hemos visto, recuerda que lo más importante es saber qué grasas son saludables; de ese modo, podrás comerlas, y esto desplazará naturalmente a las demás. De manera que, sin más preámbulos, aquí tienes las mejores grasas para volver a poner en marcha tu conexión intestinal-emocional:

GRASAS ANIMALES FUNDAMENTALES: PESCADO GRASO + MARISCO

- Anchoas.
- Arenque.
- Atún blanco (Estados Unidos/Canadá, salvaje, capturado con caña).
- Atún de aleta amarilla (Atlántico estadounidense, salvaje, capturado con caña).
- Bacalao (de Alaska).
- Bagre.
- Caballa del Atlántico.
- Gambas.
- Langosta.
- Lenguado (del Pacífico).
- Mejillones.
- Ostras.
- Pez roca.
- Platija.
- Salmón de Alaska, salvaje.
- Sardinas.
- Trucha arco iris.

GRASAS VEGETALES FUNDAMENTALES

- Aceite de coco.
- Aceitunas y aceite de oliva.
- Aguacate y aceite de aguacate.
- Frutos secos y semillas crudos o germinados.
- Huevos de gallinas camperas.
- Mantequilla de animales de pasto y *ghee*.
- Productos lácteos enteros, especialmente crudos o fermentados.
- Queso de cabra.

Hidratos de carbono: no son tu enemigo mortal

Si has leído algo sobre nutrición últimamente, es muy probable que te hayas quedado con la idea de que *los carbohidratos son tu enemigo mortal*. Como ha ocurrido muchas veces antes —como cuando denigrábamos todo lo que contuviera grasa en las décadas de 1980 y 1990—, actualmente estamos en una fase de convertir a los carbohidratos en nuestro enemigo mortal. Pero quiero asegurarte, aquí y ahora, que los carbohidratos no son tu enemigo. Aunque estoy de acuerdo en que comemos demasiados hidratos de carbono por término medio —sobre todo en forma de azúcares añadidos, cereales refinados y carbohidratos simples—, estos no son intrínsecamente malos. De hecho, en lo que respecta a tu salud y tu felicidad, estos alimentos son muy importantes. Me explico.

Los hidratos te proporcionan bienestar. Y no me refiero a que el consumo de cantidades ingentes de azúcar o pan blanco te haga sentir bien momentáneamente, sino a que los carbohidratos ayudan a tu cuerpo a producir sustancias químicas cerebrales importantes, como la serotonina. Respóndeme a esta pregunta: ¿alguna vez has intentado suprimir los hidratos de carbono y has sentido ansiedad y tristeza o has estado tan excitado por la noche que no podías dormir? Eso podría deberse a su repentina disminución.

La serotonina desempeña un papel clave en tu sistema nervioso y en tu capacidad para dormir; aleja los pensamientos negativos y la ansiedad. Existe incluso una estrecha relación entre los hidratos de carbono y el sueño, porque la serotonina se produce a partir de los hidratos, y la melatonina —también conocida como la hormona del sueño— *está hecha de serotonina*. Por lo tanto, algunas personas intentan eliminar todos los carbohidratos muy deprisa o durante demasiado tiempo y acaban pasándose la noche contemplando el techo, invadidas por pensamientos de ansiedad. Muy interesante, ¿verdad?

Frutas y verduras: fibra y polifenoles

Las frutas y las verduras están llenas de nutrientes beneficiosos, antioxidantes y fibras saludables que alimentan tu intestino y tu cerebro, lo que significa una conexión intestinal-emocional más sana. Según demuestran numerosos estudios, si quieres tener un intestino y un cerebro sanos, estos alimentos de origen vegetal son fundamentales. Por ejemplo, una revisión sistemática que analizó los resultados de casi seis mil estudios descubrió que las personas con una ingesta total elevada de verduras y frutas parecen experimentar niveles más altos de optimismo y autoeficacia.[8] Puede que sea la primera vez que oyes la palabra *autoeficacia*, pero significa 'la creencia de un individuo en su capacidad para ejecutar los comportamientos necesarios para producir logros específicos de rendimiento', según la definición de la American Psychological Association ('asociación psicológica estadounidense'). En otras palabras, comer fruta y verdura está relacionado con una mayor tendencia a creer en tus propias fuerzas y capacidades. Esto da un nuevo significado a la expresión *energía vegetal**, ¿verdad? Y no solo eso, la misma revisión demostró que una ingesta elevada de fruta y verdura se asocia a niveles más bajos de angustia psicológica y síntomas depresivos.

En otro estudio se constató que quienes consumían al menos 470 gramos de fruta y verdura al día tenían niveles de estrés un diez por ciento más bajos que los que consumían únicamente la mitad de esa cantidad. Como referencia, ¡470 gramos de arándanos son unas 2,7 tazas![9]

Lo mejor, y más complicado a veces, de las frutas y verduras es que cuantas más comas, menos espacio tendrás para otros

---

* N. del T.: En el original *plant powered,* que se utiliza para referirse a una dieta de alimentos vegetales; *powered* significa también 'propulsado' o 'energizado', de ahí el juego de palabras.

alimentos, como el azúcar refinado y los aceites inflamatorios. Como verás en el capítulo ocho, la base de todas las recetas de este libro la constituyen frutas y verduras de todos los colores. ¿Por qué? Porque de verdad *constituyen* la clave para una vida larga y sana. Y lo bueno es que, a diferencia de lo que ocurre con los carbohidratos y las grasas, es difícil equivocarse con la fruta y la verdura. De hecho, la clave para una ingesta sana de fruta y verdura es consumir una gran variedad. ¿A qué se debe esto? A que las bacterias del intestino se alimentan de unas fibras, llamadas *fibras prebióticas*, que se encuentran en estos alimentos de origen vegetal. Un estudio publicado en *Nutrients* demostró que una dieta rica en verduras y otros alimentos vegetales con alto contenido en fibra mejora la diversidad bacteriana intestinal en dos semanas.[10] Pienso que a los pacientes que intentan curar sus intestinos sensibles les suele ir mejor al principio con más verduras blandas y cocidas, como sopas y guisos. La digestión de los alimentos requiere mucha energía, por lo que esto facilita que el intestino lo procese todo y se centre en la curación. Incluso las frutas pueden cocerse hasta formar una compota; así resultan más tolerables para un sistema digestivo en proceso de curación.

Tendemos a centrarnos en los peligros potenciales de los hidratos de carbono, como el hecho de que pueden aumentar el azúcar en sangre o crear adicción, ignorando los claros beneficios de incluir algún tipo de carbohidrato en la dieta. La clave de una ingesta sana de hidratos de carbono es centrarse en los que son sanos y ricos en nutrientes, en lugar de en los vacíos que disparan la glucemia, como los azúcares simples y los cereales refinados, que es lo que hacemos en el plan intestinal-emocional de 21 días. Para los pacientes que tienen problemas de azúcar en sangre, el *macroapilamiento* puede ser una forma estupenda de introducir hidratos de carbono integrales y limpios en sus comidas. El apilamiento de macronutrientes consiste en consumir hidratos de carbono, como fruta o patatas, *después* de alimentos vegetales ricos en fibra, proteínas y grasas. De este modo, amortiguas cualquier pico de azúcar en sangre que pueda producirse incluso con carbohidratos saludables.

A continuación, encontrarás una gran lista de frutas, verduras y cereales saludables sin gluten. Estos alimentos tienen un alto contenido en antioxidantes, fibra y algunos hidratos de carbono integrales que son esenciales para una dieta sin estrés.

VERDURAS

- Aceitunas
- Acelgas
- Alcachofas
- Algas marinas
- Apio
- *Bok choy*
- Brócoli
- Brotes de alfalfa
- Brotes de brócoli
- Brotes de soja
- Castañas de agua
- Cebolletas
- Cebollino
- Col
- Col rizada
- Coles de Bruselas
- Coliflor
- Colinabo
- Colirrábano
- Dulse
- Escarola
- Espárragos
- Espinacas
- Jengibre
- Jícama
- Kelp
- Kombu
- Lechuga
- Nabos
- Nori
- Okra
- Pepino
- Pimientos
- Puerros
- Rábanos
- Remolacha
- Rúcula
- Ruibarbo
- Setas
- Zanahorias

VERDURAS FECULENTAS

- Boniatos (batatas)
- Calabaza bellota
- Calabaza *butternut*
- Guisantes
- Ñames
- Patatas
- Zanahorias

FRUTAS
- Aguacate
- Arándanos
- Berenjenas
- Caqui
- Cerezas
- Clementinas
- Frambuesas
- Fresas
- Fruta de la pasión
- Fruta estrella
- Guayaba
- Kiwi
- Lichis
- Limas
- Limones
- Mangos
- Manzana
- Melón cantalupo
- Melón dulce
- Membrillo
- Moras
- Naranjas
- Papayas
- Pera
- Piña
- Pomelos
- Sandía
- Tangelos
- Tomates
- Uvas

LEGUMBRES
- Alubias arroceras
- Alubias blancas
- Alubias mungo (soja verde)
- Alubias pintas
- Alubias rojas
- Edamame
- Frijoles
- Garbanzos
- Guisantes
- Habas
- Judías verdes
- Lentejas

CEREALES
- Arroz
- Avena sin gluten
- Quinoa

Hierbas y especias: farmacia de la naturaleza

No podemos terminar con los fundamentos de una dieta sin estrés sin dedicar al menos unos momentos a hablar de las hierbas y las especias. Estos alimentos son como la guinda de una dieta y un estilo de vida estupendos. Proporcionan un sabor magnífico e innumerables beneficios para la salud, y son baratos y fáciles de usar. En las recetas de este libro, verás que me encanta experimentar con hierbas y especias para infundir la curación de las plantas no solo en infusiones y elixires, sino también en comidas y tentempiés.

HIERBAS

- Albahaca
- Chiles
- Cilantro
- Comino
- Eneldo
- Hoja de laurel
- Lavanda
- Menta
- Orégano
- Perejil
- Pimentón
- Romero
- Salvia
- Toronjil

ESPECIAS

- Achiote
- Ajo
- Alcaravea
- Alholva
- Anís estrellado
- Baya de enebro
- Canela
- Cardamomo
- Cilantro
- Clavo
- Comino
- Cúrcuma
- Granos de pimienta
- Hinojo
- Hojas de enebro
- Jengibre
- Macis
- Mostaza
- Nuez moscada
- Pimentón
- Pimienta de Jamaica
- Rábano picante
- Sal marina
- Semillas de anís
- Semillas de apio
- Semillas de adormidera
- Semillas de sésamo

- Vainilla (sin aditivos)
- Zumaque

¡Hemos acabado! Espero que las últimas páginas te hayan parecido una auténtica exaltación de la comida. Al fin y al cabo, la comida debería darnos alegría. Piensa en la abundancia de alimentos sanos que hay en este planeta, esperando a que los disfrutemos.

CAPÍTULO 6

Alimenta tu mente
y tu corazón

Todas las herramientas de este capítulo están incluidas para formar parte de tu exclusiva caja de herramientas parasimpática. Las utilizaremos en el plan intestinal-emocional para reconstruir las conexiones entre tu cuerpo y tu mente. Todas ellas son formas diferentes de alimentar tu conexión intestinal-emocional, regular tu sistema nervioso y controlar la inflagüenza.

Como hemos visto antes, el estrés crónico, los traumas y la vergüenza pueden hacernos sentir separados de nuestro cuerpo y constantemente insatisfechos con los mensajes que nos envía. Esta no es forma de lograr una sensación de serenidad en la vida; de hecho, puede conducir a un círculo vicioso que nos aleja cada vez más de la paz interior, abriendo una brecha más profunda en la conexión intestinal-emocional. Sentirnos desconectados de nuestro cuerpo nos puede provocar un estrés enorme, agravar nuestros problemas de salud mental y física, y dejarnos constantemente preocupados, cuestionándonos y con los nervios de punta.

Sin embargo, afortunadamente, existen algunos antídotos prácticamente desconocidos respaldados por la ciencia para aliviar todo este estrés y sufrimiento emocional y físico.

Relájate y disfruta de la alegría de perderte algo

La primera herramienta para alimentar tu cabeza y tu corazón es algo que me gusta llamar JOMO,* o la alegría de perderse algo. Este alimento metafísico es una forma de vida. Muchos de nosotros tenemos enseguida la sensación de estar perdiéndonos algo. Con las redes sociales resulta facilísimo publicar solo la versión más cuidadosamente seleccionada de nuestras vidas, y no es de extrañar que ver los mejores momentos de todo el mundo nos haga sentir que nos estamos perdiendo constantemente algo más grande, mejor y más divertido. Conozco de primera mano el estrés y la ansiedad que el miedo a perderse algo, FOMO,** puede provocar y cómo esa respuesta al estrés exacerbada podría desencadenar problemas de salud y agravar los síntomas. Por eso creo que es más importante que nunca adoptar la postura opuesta a FOMO: JOMO.

En los momentos en los que te sientes estresado, la hormona del estrés del cuerpo, el cortisol, está en alerta máxima. Esa respuesta es normal; sin embargo, los niveles crónicamente elevados de cortisol no lo son y pueden provocar una serie de problemas de salud. En lugar de decir siempre que sí a cualquier compromiso, por pequeño que sea, comprométete solo con aquello que sea de verdad importante para ti, a lo que esté en consonancia con tus valores y objetivos generales. Tu tiempo es sagrado. Permítete espacio para respirar sin sentirte siempre al límite.

Sé que no siempre vas a poder controlar tu apretada agenda, pero te animo a que intentes dedicarle tiempo a la quietud. Cuanto

---

* N. del T.: *Joy of missing out,* 'la alegría de no estar siempre al día de todo'.
** N. del T.: *Fear of missing out,* 'miedo de no estar al día'.

más ocupado estés, más probabilidades tendrás de comer lo que te resulte más fácil y rápido de preparar. Entre el trabajo, los actos sociales, el voluntariado y la familia, apenas te queda tiempo para cocinar. Pero cuanto más reduzcas tus compromisos, más tiempo tendrás para prestar atención a los alimentos que ingieres. Un estilo de vida JOMO puede darte más oportunidades para hacer la compra, cocinar y sentarte a disfrutar de la comida con calma, en lugar de comer sobre la marcha. Tanto si comes solo como si compartes la comida con tus seres queridos, tendrás tiempo para masticar lentamente los alimentos, disfrutar de los sabores y darle a tu intestino la oportunidad de digerir completamente lo que estés comiendo. Adoptar una filosofía JOMO te permitirá disponer de más tiempo para el crecimiento personal, porque ya no estarás atado a un horario de lo que crees que *deberías* estar haciendo. En lugar de eso, podrás hacer lo que *de verdad quieres hacer*. Y cuanto más realizado te sientas en tu propio camino, menos pendiente estarás de lo que hacen los demás.

Todos tenemos a alguien en nuestra vida que nos roba constantemente la paz. Ya sabes, esa persona que siempre tiene algo negativo que decirte y que parece que lo único que pretende es hundirte con sus palabras y acciones. Tus interacciones con los demás pueden adoptar muchas formas: desde relaciones entrañables que mantienes desde hace años hasta encuentros con *trolls* en las redes sociales. Cuando empieces a adoptar la filosofía JOMO, los que no son tus verdaderos amigos se alejarán de tu vida rápidamente. En pocas palabras, si no estás a su lado para darles lo que buscan, enseguida te rechazarán o se olvidarán de ti y se buscarán a otro. Y cuanto menos tiempo dediques a las redes sociales (porque recuerda, estás disfrutando de tu viaje de crecimiento personal), menos tiempo pasarás siendo atacado por los *trolls*. Ya hemos visto cómo las emociones y el estrés pueden acumularse a lo largo de los días, los meses y los años. Pues bien, el JOMO nos da la oportunidad de reflexionar con frecuencia sobre lo que ocurre en el momento presente. Con una perspectiva más consciente de la vida, puedes tomarte el tiempo necesario para examinar cualquier experiencia de tu pasado –buena o mala– y utilizar su enseñanza para tomar las mejores decisiones para tu presente y tu futuro.

Convertir el FOMO en JOMO es una de las mejores formas de calmar el estrés y la ansiedad. Con todo el ruido que hay en las redes y dentro de nuestras mentes, necesitas crear espacios de quietud tanto dentro como fuera. Te asombrará todo el tiempo que tienes para hacer cosas cuando empieces a disfrutar de la alegría de no tener que estar siempre al día de todo lo que sucede, y podrás también invertir en algunas de las diferentes «comidas metafísicas» de este capítulo para alimentar tu mente y tu corazón y apoyar tu sistema nervioso parasimpático.

Trátate con amor

Durante la mayor parte de la historia de la humanidad, nuestro estrés procedía de amenazas como la persecución por parte de depredadores y la caza para obtener alimentos y sobrevivir. Por supuesto, incluso en nuestra sociedad moderna, relativamente segura, a menudo nos vendría bien tener algo del coraje de nuestros antepasados, a pesar de que, en la mayoría de los casos, nuestros factores de estrés actuales son más leves y rara vez están relacionados con nuestra supervivencia inmediata.

Sin embargo, en cierto sentido, los problemas de hoy en día han empeorado con respecto a los de la antigüedad: ahora nos enfrentamos a estresores crónicos que, a largo plazo, terminan por destrozar nuestra salud. La carrera de ratas actual, con sus plazos de entrega, los factores estresantes que tienen que ver con el tiempo, el bombardeo continuo de noticias, la hiperconexión perpetua a través de las redes sociales y la falta de sueño, está perjudicando gravemente nuestro bienestar.

A lo largo del tiempo, los seres humanos hemos adoptado un patrón fisiológico denominado *respuesta transcripcional conservada ante la adversidad* (CTRA, por sus siglas en inglés). Este es un tipo de expresión génica que se asocia a un aumento de la inflamación. De modo que, si te perseguía un depredador, la CTRA permitía algunos beneficios útiles a corto plazo, como una mayor curación, recuperación física y probabilidad de sobrevivir. Pero en la antigüedad, los seres humanos no eran perseguidos a todas horas por grandes depredadores o enemigos humanos. Los momentos estresantes acababan calmándose y permitían que el cuerpo se recuperara.

En cambio, ahora, con nuestros modernos estresores mentales y emocionales continuamente activados, el cuerpo siente a cada momento que está siendo perseguido por depredadores. A consecuencia de esto, la activación a largo plazo de la CTRA del cerebro favorece la inflamación crónica y aumenta el riesgo de problemas de salud.[1]

Debido a la CTRA y a otros factores estresantes, nuestro estrés emocional tiene un carácter de persecución que nunca termina y nos produce un desgaste cerebral y de todo el organismo. Un estudio publicado en la revista *Clinical Psychological Science* descubrió que la autocompasión tenía un impacto muy palpable en nuestra salud. Al final del experimento, los participantes a quienes se pidió que se centraran en sus sensaciones corporales, así como aquellos a los que se dijo que tuvieran pensamientos amables hacia los demás y hacia sí mismos, tuvieron una frecuencia cardiaca y una respuesta de sudoración más bajas. Como era de esperar, los participantes a los que se animó a pensar de manera excesivamente autocrítica tenían una frecuencia cardiaca más rápida y una mayor sudoración.[2] De los resultados se infiere que ser amable con uno mismo desactiva la respuesta de amenaza y pone al cuerpo en un estado de seguridad y relajación importante para la regeneración y la curación.

En lugar de quejarte mentalmente o en voz alta, intenta transmitirle amor a tu vida. Unos treinta y siete billones de células escuchan atentamente cómo les hablas. Háblate con cariño. Las palabras y los pensamientos son potentes moduladores de tu bioquímica.

La aceptación y la autocompasión pueden combatir la inflamación crónica provocada por el estrés y, a su vez, ayudar a disminuir el riesgo de problemas de salud. Este es el inmenso poder que tienen tus pensamientos y tus emociones sobre tu salud. Veo a muchas personas que se alimentan de forma saludable, pero siguen sin encontrarse bien, en parte debido al dolor emocional y al estrés malsanos a los que se aferran. Perdónate a ti mismo y perdona a los demás.

La batalla más elevada y noble que puedes librar en la vida es la lucha entre las emociones y lo que sabes en el fondo de tu ser, más allá de lo que estés sintiendo en un momento determinado. Cuanto más te gustes a ti mismo, menos necesitarás gustarles a otros. Aprender a quererse es un viaje, pero es un viaje hermoso, a pesar de todos sus altibajos. Uno de los efectos secundarios de este nuevo tipo de estrés crónico que padecemos es que nos hace vivir en un estado de aislamiento mental y emocional de los demás y de nuestro verdadero yo. Vivimos perdidos en nuestras propias mentes, consumidos por un flujo constante de pensamientos obsesivos y repetitivos, en lugar de desarrollar hábitos que traigan paz y calma a nuestras vidas, como el mindfulness y el yoga o tomarnos de vez en cuando un descanso de las redes sociales. A veces, la mejor forma de curación es reconocer el papel que desempeñas en tu propio sufrimiento y tratarte con cariño y compasión para, a partir de esa consciencia de tu responsabilidad, seguir evolucionando. En resumen, no tienes por qué identificarte con tus pensamientos y emociones negativos. Obsérvalos y date cuenta de lo efímeros que son. Construye una relación sana contigo mismo. El verdadero bienestar, el permanente, surge cuando eres consciente de tu valor intrínseco.

Y, por último, cuando desarrolles más compasión por ti mismo, podrás ser más compasivo con los demás. Es fácil juzgar a la ligera algo o a alguien que no comprendemos, sobre todo cuando somos infinitamente más severos con nosotros mismos. La verdadera compasión dice: «Esto no lo entiendo o no va conmigo, pero veo la humanidad en esta persona y muestro amabilidad de todos modos». De lo contrario, nos convertimos en lo que odiamos en los demás: personas críticas, odiosas, humillantes, mezquinas y agresivas. Mientras no seas capaz de tratar con amabilidad, compasión y empatía a quienes no están de acuerdo contigo –o a quienes no comprendes–, todo esto no serán más que palabras vacías, una mera enumeración de virtudes.

¿Todo el mundo debería ir a terapia?

Muchos nos resistimos a iniciar un proceso terapéutico, y es comprensible. Por mucho que las cosas hayan cambiado con el paso de los años, sigue existiendo un estigma sobre lo que significa ir a terapia. Muchos identificamos acudir a un terapeuta con padecer un trastorno mental, no ser lo bastante fuerte para manejar las cosas por sí mismo o sufrir algún tipo de debilidad emocional inherente. Sin embargo, eso no es cierto, en absoluto. De hecho, quienes asisten a terapia suelen ser más resistentes a nivel emocional y también más conscientes y capaces de mantener relaciones sanas.

Las otras modalidades mencionadas a lo largo de este capítulo son todas ellas formas increíbles de nutrir tu mente y tu corazón. Dicho esto, si las secciones sobre trauma o trauma multigeneracional han resonado contigo, hay otras prácticas que debes conocer y que pueden ayudarte a tratar tus emociones y a curar las heridas del pasado. Siempre sugiero a mis pacientes el asesoramiento con un terapeuta profesional y hoy en día, gracias a la telemedicina, ver a un terapeuta es más fácil que nunca. Muchos tienen dudas sobre los beneficios de la terapia, y a veces nos asusta sacar a la superficie emociones que durante mucho tiempo hemos intentado evitar sentir o evocar antiguos recuerdos que nos hemos esforzado por olvidar. Por mi experiencia como colaborador de especialistas en salud mental puedo decirte que la terapia ha ayudado a muchísimos de mis pacientes a recuperar su vida. Como hemos visto, nuestro cuerpo almacena el estrés y las emociones que sentimos y, cuando se acumulan, a menudo se manifiestan en forma de problemas de salud física, como enfermedades autoinmunes, inflamación crónica, problemas de tiroides o desequilibrios hormonales. La terapia puede ayudar a invertir este ciclo y permitir que tus emociones fluyan.

Hay un tipo de terapia especialmente fascinante para los traumas, incluido el trastorno de estrés postraumático (TEPT). Se llama *desensibilización y reprocesamiento por medio de movimientos oculares* (EMDR, por sus siglas en inglés), y fue desarrollada en la década de 1980 por una psicóloga llamada Francine Shapiro. Como puedes adivinar por el nombre, este tipo de terapia se centra en el movimiento ocular; concretamente, en que determinados movimientos oculares facilitan el procesamiento de acontecimientos o emociones angustiosos. Con la EMDR, trabajas con un profesional para sumergirte en pensamientos o experiencias negativos y acompañarlos de movimientos oculares específicos que ayudan al cerebro a reencuadrar estas experiencias. Desde que el primer estudio, realizado en los años ochenta, demostró que la EMDR puede dar buenos resultados, el interés por esta terapia se ha disparado a lo largo de los años. Según el Instituto EMDR, hasta el noventa por ciento de las personas traumatizadas experimentan una reducción significativa de los síntomas del TEPT en apenas tres sesiones. La EMDR se desarrolló originalmente para tratar el trauma y el TEPT; sin embargo, también puede dar buenos resultados en ataques de pánico, trastornos de ansiedad, fobias, trastornos alimentarios, adicciones y depresión.

Por tanto, ¿cuál es la explicación de la extraordinaria efectividad de esta curiosa terapia? Los mecanismos que subyacen a la EMDR siguen siendo un misterio, y los expertos plantean hipótesis que van desde la capacidad de estos ejercicios oculares para sincronizar los dos hemisferios cerebrales hasta la similitud de sus movimientos con los movimientos oculares rápidos (MOR) producidos durante el sueño, que es cuando el cerebro consolida y almacena adecuadamente los recuerdos. Sea cual sea la explicación, de las más de quinientas ramas de psicoterapia que existen en la actualidad, la EMDR destaca por encima de las demás y está recomendada por organizaciones como la OMS, la American Psychological Association ('asociación estadounidense de psicología') y el Department of Veterans Affairs ('departamento de asuntos de veteranos'). La EMDR ha ayudado a muchos de mis pacientes a superar traumas, creencias limitantes y patrones de pensamiento negativos, así como problemas de salud psicológica como la ansiedad y la depresión.

Cuando empiezas a desacelerarte y a prestar atención, es natural que surjan algunos pensamientos negativos, hacia ti mismo o hacia los demás. Es lógico, ya que bajar el ritmo permite que afloren pensamientos y sentimientos que están justo bajo la superficie. Cuando esto ocurre, es una gran oportunidad para practicar el perdón. Como sucede con todas las prácticas de este capítulo, el perdón puede tener un impacto positivo tanto en tu psique como en tu salud física. Por ejemplo, un estudio comprobó los efectos del perdón en el cerebro mediante imágenes de resonancia magnética funcional (IRM). Se sugirió a los participantes que imaginaran escenarios sociales o sucesos emocionalmente hirientes; luego se les pidió que perdonaran a los supuestos culpables o a aquellos a quienes guardaban rencor. Los resultados mostraron que el perdón se asociaba a un estado emocional mucho más positivo y reforzaba partes del cerebro relacionadas con la cognición y la empatía.[3] Este sencillo acto reduce la inflamación y los niveles de cortisol y favorece que el cuerpo pase a un estado más parasimpático, es decir, el que le permite descansar, reparar, digerir y recuperar el equilibrio.

Sabemos que perdonar a los demás nos beneficia física y mentalmente, así que imagina lo poderoso que es perdonarte a ti mismo. Perdonarse es una de las bases para defenderse de la inflagüenza y lograr una salud y un bienestar óptimos. Y es verdad que no es tan sencillo como parece, porque tu relación contigo mismo es la más prolongada y constante de tu vida, y es inevitable que haya altibajos, arrepentimientos, autocríticas y cosas que desearías poder cambiar de ti, desde tu cuerpo hasta tu comportamiento y tus hábitos. La clave para perdonarte reside en la compasión, más concretamente en una filosofía llamada *autocompasión consciente.*[*] Las antiguas tradiciones filosóficas llevan mucho tiempo proponiendo

---

[*] N. del T.: *Mindful self-compassion* en el original.

este tipo de compasión como antídoto contra el sufrimiento. Las investigaciones más recientes concluyen lo mismo. Los beneficios de la autocompasión consciente son impresionantes; los estudios han demostrado que quienes la practican son más felices, con mayor motivación, mejores relaciones y salud física y mental. También son psicológicamente más resistentes cuando afrontan acontecimientos traumáticos.

Entonces, ¿cómo se practica la autocompasión? La próxima vez que te enfrentes a un reto —un día lleno de ansiedad, críticas en el trabajo o una situación difícil que implique a otra persona— habla contigo mismo como lo haría un amigo que quiere ayudarte. Dite a ti mismo lo que te hace falta oír en vez de echarte la culpa o criticarte más. Consuélate y proporciónate el apoyo emocional que necesitas. No lo hagas deprisa y corriendo. Todo lo contrario, permítete disfrutar de la sensación de llenarte de compasión y empatía, y deja que esos sentimientos se asienten dentro de ti.

Relájate y reconecta con tus sensaciones viscerales

Sé que ya has oído hablar de la atención plena, bien en el contexto de la meditación o bien en el del yoga o cualquier otro. La atención plena, o mindfulness, es un método estupendo para volver a nuestro cuerpo y al momento presente, lo cual es especialmente importante para sanar la conexión entre el cerebro y el resto del cuerpo. Por suerte, hay un millón de formas de ser más consciente. Así que hablemos de algunas de mis favoritas.

Meditación

Esta disciplina es un antídoto mágico contra la inflagüenza y los síntomas físicos que provoca, es gratis, podemos hacerla en cualquier momento y lugar, y solo nos lleva unos minutos al día. La meditación consiste en una serie de prácticas que, en conjunto, ayudan a calmar todo el ruido interior, permitiendo que tu cuerpo y tu mente pasen juntos el tiempo que tanto necesitan.

Puede que hayas oído hablar de la atención plena en el contexto del alivio del estrés o la ansiedad, pero en este libro adoptamos un enfoque ligeramente distinto, adaptado específicamente para restablecer la conexión intestinal-emocional e influir en la forma en que almacenamos pensamientos y emociones en nuestro cuerpo. Como escribió el doctor van der Kolk en su libro *El cuerpo lleva la cuenta: cerebro, mente y cuerpo en la superación del trauma*, el mindfulness no solo permite examinar nuestro paisaje interno con compasión y curiosidad, sino que también puede dirigirnos activamente en la dirección correcta para el autocuidado.[4] De hecho, esta práctica parece ser la clave secreta para volver a abrir la puerta entre lo mental y lo físico. En los últimos años, la investigación ha revelado el verdadero poder del mindfulness para la gente corriente. Aquí tienes algunos ejemplos del poder de la atención plena:

- Una revisión de cuarenta y siete ensayos con 3.515 participantes concluye que los programas de meditación mindfulness muestran pruebas moderadas de mejora de la ansiedad y la depresión; otros estudios han demostrado que puede ser útil para afecciones como la hipertensión, el dolor crónico y el insomnio.[5,6]

- Los tratamientos basados en la atención plena pueden ser eficaces para restablecer la conectividad entre las redes cerebrales a gran escala en quienes padecen el TEPT, lo que conduce a una reducción de la sobremodulación y la inframodulación emocionales habituales tras las experiencias traumáticas.[7]

- Los estudios han demostrado que las prácticas de mindfulness pueden disminuir los síntomas del síndrome del intestino irritable; de hecho, uno en concreto demostró que, tras un año de aplicar una práctica de mindfulness, los pacientes presentaron reducciones significativas del dolor abdominal, la flatulencia y la hinchazón.[8]

- Las investigaciones demuestran que incluso las prácticas breves de mindfulness favorecen la plasticidad de la materia gris del cerebro, relacionada con la autoconciencia y la emoción.[9]
- Las prácticas de mindfulness pueden aumentar el tono vagal, que se asocia con las emociones positivas y los sentimientos de buena voluntad hacia uno mismo, al estimular ese famoso nervio vago del que hemos hablado antes.[10]

Como puedes ver, la atención plena es algo que todo el mundo puede practicar y de lo que puede beneficiarse de un modo u otro. Para luchar contra la inflagüenza es fundamental potenciar el mindfulness.

¿Y cómo se hace? Lo bueno del mindfulness es que existen innumerables formas —muchas las experimentaremos en el plan intestinal-emocional— de relajarse, acallar el ruido y permitir que nuestra conexión intestinal-emocional se restablezca por sí misma. La vida moderna nos anima a perdernos en nuestra propia mente, por no hablar de la gran avalancha de información a la que estamos expuestos casi a cada minuto. Muchos nos consumimos constantemente con pensamientos repetitivos obsesivos y diálogos internos negativos.

Hay diversas clases de meditación, pero la mayoría consisten en sentarse tranquilamente en una postura cómoda (por ejemplo, con las piernas cruzadas, en el suelo o en una silla con la espalda recta) y llevar la atención a algo concreto, ya sea la respiración, el cuerpo, el momento presente o una intención. La meditación es probablemente la forma más directa de entrar en el ahora, y quizá por eso la investigación sobre la meditación es tan sólida.

La mayor parte de nuestro estrés proviene de la forma en que respondemos a un acontecimiento. La meditación tiene la capacidad de disolver la negatividad y la resistencia en torno a una situación determinada.

Por eso, meditar es una de nuestras herramientas más poderosas para restablecer esa conexión intestinal-emocional; y por suerte, hay muchos tipos distintos de meditación que puedes probar:

- **Meditación mindfulness.** Este tipo de meditación anima al meditador a centrarse en las sensaciones que surgen en el momento presente, incluidos los pensamientos y las emociones, y a limitarse a observar lo que ocurre sin juzgarlo.
- **Exploración corporal.** Otro tipo popular de meditación es la exploración corporal, que consiste en llevar la atención a la parte superior de la cabeza y luego descender lentamente por el resto del cuerpo hasta los dedos de los pies.
- **Meditación del amor y la bondad.** En este tipo de meditación, te anclas en el momento presente centrándote en cultivar los sentimientos de amor, compasión y bondad y enviándolos al mundo o a personas o lugares concretos durante la meditación.

La meditación te permite darte cuenta de que eres el vasto y hermoso cielo, no las nubes que pasan. La meditación es el conocimiento profundo de que tú no eres tus pensamientos, emociones o situación actual, que van y vienen como el tiempo. Esta práctica disipa la ansiedad y los pensamientos negativos con respiraciones profundas, quietud y gratitud.

Estar en paz con cualquier resultado que surja te otorga un inmenso poder. El concepto de desapego —es decir, el hecho de deshacerse del apego y la identificación con cosas o personas externas y de naturaleza transitoria— es uno de los conceptos más importantes que me ha enseñado la meditación. El amor, la paz, la alegría y la liberación provienen de nuestro interior. Me queda mucho camino por recorrer para dominar esto, pero puedo decir que fortalecer tu consciencia para no sobrevalorar los resultados, las cosas y cómo te hacen sentir las personas te proporciona un profundo bienestar. En lugar de eso, aprecia y agradece las cosas y las personas que van y vienen, sin convertirlas en parte de tu identidad y de tu sentido del valor.

Lo mejor de todo es que cuanto más medites y sanes, más te cansarás de los aspectos insanos de tu vida. Tus relaciones, tus elecciones alimentarias y tus hábitos empezarán a cambiar a medida que vayas sanando. Dejarás de tolerar lo que te sienta mal. Conforme practiques la meditación y las demás herramientas de este capítulo y de todo el libro, empezarás a atraer y a rodearte de personas con una vibración más elevada: amables, agradecidas, inspiradoras y de mente abierta. Estas personas alientan a los demás a crecer y al mismo tiempo les hacen saber que son amados y aceptados exactamente tal y como son ahora. Tú mismo te convertirás en ese tipo de persona.

Por lo general, quienes dicen «a mí no me va eso del mindfulness» son los que más lo necesitan. Es como decir: «A mí no me va hacer ejercicio». Trabaja el músculo de la atención plena. Encuentra una práctica que puedas mantener y sé constante.

Trabajo de respiración

El trabajo de respiración puede parecer un concepto extraño si eres principiante en mindfulness. Porque, de todas formas,

¿no estamos ya respirando en todo momento? La verdad es que el modo en que respiramos puede afectar enormemente a nuestro entorno interior y exterior, y las técnicas específicas de respiración son una vía rápida para calmar el sistema nervioso y adentrarnos en el momento presente. ¿Has notado alguna vez que, cuando estás estresado o sientes ansiedad, empiezas a hacer respiraciones más cortas y rápidas? ¿Te has dado cuenta de que estas respiraciones tienden a ser jadeantes y de que respiras sobre todo hacia el pecho y los hombros, que empiezan a tensarse? Pues bien, la respiración consciente nos invita a respirar profunda y lentamente hacia el vientre, en lugar de hacia el pecho. Por eso, cuando utilizo la expresión *trabajo de respiración*, me refiero a aprovechar esta conexión cambiando intencionadamente tu forma de respirar para provocar un cambio en tu estado físico y mental.

Estos son algunos de mis ejercicios de respiración favoritos:

- **Para principiantes: respiración diafragmática.** Como he mencionado antes, muchas personas acaban respirando con el pecho y los hombros en lugar de con el diafragma. Esto significa que el mejor lugar para empezar a trabajar la respiración es centrarse en respirar desde el diafragma, a fin de fortalecer los músculos de esa zona hasta que dicha respiración se convierta en algo natural. Para practicar la respiración diafragmática, túmbate en el suelo con una mano en el pecho y la otra en el abdomen. Inspira por la nariz durante dos segundos, asegurándote de que el abdomen se expanda más que el pecho. Después, frunce los labios y espira durante dos segundos mientras presionas el abdomen. Repítelo unas cuantas veces y observa cualquier sensación que sientas. Puede que tardes algún tiempo en acostumbrarte a este tipo de respiración, así que no te desanimes si no experimentas ningún beneficio evidente las primeras veces. Tal vez incluso te sientas un poco mareado.

- **Respiración intermedia 4-7-8.** Es posible que ya hayas oído hablar de la respiración 4-7-8. Esta técnica es una forma de desarrollar la respiración diafragmática anterior. Lo mejor es que puedes hacerla en cualquier sitio, incluso mientras estás trabajando, dando un paseo o en un atasco. Para probarla, inspira contando cuatro segundos por la nariz. Aguanta la respiración durante siete segundos y luego exhala lentamente durante ocho segundos por la boca.

- **Respiración intermedia en caja.** También conocida como *respiración cuadrada*, esta práctica respiratoria más enérgica se hizo popular entre los marines y los atletas por su capacidad para ayudarte a sentirte relajado a la vez que te da un impulso de energía. Inspira por la nariz durante cuatro segundos, aguanta la respiración durante cuatro segundos, espira por la boca durante cuatro segundos y termina aguantando la respiración otros cuatro segundos. Repítelo cuatro veces.

- **Respiración holotrópica avanzada.** Otro tipo de respiración útil para combatir la inflagüenza es la respiración holotrópica. *Holotrópico* significa 'avanzar hacia la totalidad', y este tipo de trabajo respiratorio está diseñado específicamente para la curación emocional, la autoexploración y el empoderamiento. Por tanto, no es de extrañar que este método sea perfecto para restablecer la conexión intestinal-emocional. Esta forma de respiración es más avanzada que las anteriores y consiste en respirar a un ritmo más acelerado durante una hora. Esto cambia el equilibrio entre oxígeno y dióxido de carbono en el cuerpo y se cree que produce un estado alterado de consciencia, similar al que inducen los psicodélicos. La respiración holotrópica suele hacerse en grupo, tumbado con los ojos cerrados, con un profesional que te guía durante el proceso. También puede hacerse en parejas, y cada persona asume alternativamente el papel del que respira y del que presta apoyo. Mientras respiras, te sumerges en tu propia psique y liberas emociones, pensamientos y patrones no deseados. Este tipo de experiencia puede ser transformadora, pero recomiendo llegar a ella tras haber experimentado primero con otros métodos de respiración.

Los ejercicios respiratorios forman parte de los sistemas curativos tradicionales desde hace siglos. Por ejemplo, en la tradición yóguica, la respiración se denomina *prana*, que significa tanto 'aliento' como 'energía'. La palabra hebrea del Antiguo Testamento *ruach* significa 'espíritu' y 'aliento', y el Espíritu Santo (*Ruach HaKodesh*) se traduce literalmente como 'el aliento santo'. En la medicina tradicional china, la respiración está intrincadamente vinculada al *qi*, que se conoce como la fuerza vital que fluye por canales corporales, correspondientes a órganos específicos, estados de salud e incluso emociones. Hay estudios serios que demuestran que la respiración cambia realmente nuestra fisiología. Por ejemplo, un estudio sobre la técnica de respiración 4-7-8 demostró que no solo ayudaba a mejorar la respiración en pacientes con enfermedad pulmonar oclusiva crónica (EPOC), sino que también disminuía la ansiedad y la depresión.[11] De hecho, esta técnica ha demostrado su capacidad para reducir los síntomas del asma, mitigar la fatiga, potenciar la gestión del estrés, reducir la hipertensión, disminuir la ansiedad, calmar el comportamiento agresivo y mejorar las migrañas.[12] Otras investigaciones han demostrado que la respiración diafragmática mejora la atención sostenida, el estado de ánimo y los niveles de cortisol.[13] Parece que merece la pena intentarlo, ¿verdad?

Yoga

Como habitante del siglo XXI, probablemente hayas probado al menos una clase de yoga en tu vida. La filosofía del yoga –que tiene sus orígenes en el norte de la India, hace más de cinco mil años– consiste en unir la mente, el cuerpo y el espíritu. De hecho, la palabra hindi *yoga* se traduce como 'yugo', es decir, equivale a 'unir' o 'enjaezar'. Así pues, no te sorprenderá que el yoga pueda ser una herramienta útil para restablecer la conexión intestinal-emocional. De hecho, los investigadores han establecido algunas conexiones fascinantes entre la teoría polivagal y la filosofía del yoga. Por ejemplo, los estados neurofisiológicos de la teoría polivagal coinciden asombrosamente con el concepto de *gunas* de la filosofía yóguica. Las *gunas* son conocidas como las principales fuerzas energéticas del universo que determinan nuestro estado físico y emocional:

1. *Tamas*, que representa las fuerzas energéticas del caos y la oscuridad.
2. *Rajas*, que representa la actividad y la pasión.
3. *Sattvas*, que representa la armonía y la presencia.

Como explican los autores de un estudio: «Estos dos marcos diferentes pero análogos –uno basado en la neurofisiología y otro en una antigua tradición de sabiduría– ponen de relieve la contribución de la terapia del yoga al bienestar físico, mental y social para la autorregulación y la resiliencia».[14]

Los paralelismos entre los conceptos yóguicos y la teoría polivagal ayudan a explicar por qué la lista de beneficios del yoga es interminable. Tan solo nombraré unos cuantos: el yoga puede aumentar la autoestima, bajar los niveles de estrés, disminuir el dolor crónico y reducir el consumo de opiáceos, aliviar la ansiedad y mejorar la depresión (incluso en quienes no han respondido a la medicación).[15,16,17,18] Se sabe que el yoga influye en las funciones ejecutivas del cerebro, que son responsables de regular el comportamiento dirigido a nuestros objetivos, nuestros hábitos y nuestras respuestas emocionales a las situaciones. Para mí, el yoga nos demuestra que hay un espacio entre la acción y la reacción; nos enseña a observarnos en movimiento, a darnos cuenta de nuestros pensamientos y tendencias cuando las cosas se ponen difíciles y a concedernos una pausa para respirar y conectar con nuestro cuerpo.

Taichí

Al igual que el yoga, las antiguas prácticas tradicionales chinas del taichí y el *qigong* son una vía directa a un cuerpo y una mente más unidos. Estas prácticas, a menudo descritas como «meditación en movimiento», consisten en una serie de movimientos fluidos combinados con respiraciones profundas. Se ha demostrado que, pese a su origen ancestral, estas prácticas también son beneficiosas en los tiempos modernos. Según la Clínica Mayo, los estudios revelan que el taichí y el *qigong* pueden llevar a:

- Una mejora del estado de ánimo.
- Un incremento de la energía.
- Un aumento de la calidad del sueño reparador.
- Un fortalecimiento del sistema inmunitario.
- Una disminución de la tensión arterial.
- Una mejora general del bienestar.[19]

Entonces, ¿cuál es el secreto de todos estos beneficios? Al igual que el yoga, el taichí y el *qigong* parecen actuar sobre el sistema nervioso autónomo. Por ejemplo, según un estudio, la práctica causa una disminución aguda de la activación simpática, superior a la que se produce con otros tipos de ejercicio; según otro, el taichí puede aumentar la fuerza de la modulación vagal para inclinar el sistema nervioso hacia un estado más tranquilo y conectado.[20]

Terapias somáticas

La meditación, la respiración, el yoga, el taichí y el *qigong*, así como el masaje, las prácticas de enraizamiento, la danza y la percusión, son ejemplos de modalidades que se utilizan en la llamada *terapia somática*. Las terapias somáticas se basan en el concepto de que el cuerpo almacena los traumas en todas las células del organismo. Todas las emociones no expresadas pueden tener efectos físicos. Esto podría dejar al cuerpo atrapado en un modo inflamatorio simpático de lucha o huida, reviviendo perpetuamente el pasado. Este estado de estrés se manifiesta en muchas formas de disfunción intestinal-emocional, como dolor crónico, autoinmunidad, problemas digestivos, fatiga crónica, ansiedad, depresión, ataques de pánico y TEPT. Las terapias somáticas se centran en mover y liberar las tensiones y los traumas almacenados y bloqueados en el cuerpo y, a veces, en hablar o meditar catárticamente sobre lo que estás liberando. Los estudios han demostrado que las terapias somáticas son significativamente beneficiosas para aliviar los síntomas de la inflamación, el dolor crónico y el TEPT.[21]

Esta es una sencilla terapia somática casera que puedes probar por tu cuenta:

1. Afloja la mandíbula, relájate y baja los hombros.
2. Libera la tensión de tu cuerpo, sacudiendo los brazos, abriendo y cerrando los puños, girando la cabeza y relajando el cuello.
3. A continuación, mueve los ojos de arriba abajo y de izquierda a derecha, para relajarlos.

4. Después, abre la boca y estira la mandíbula. Saca la lengua para aumentar el estiramiento.

5. Ahora date palmaditas, golpecitos o apretones por todo tu cuerpo. O también puedes darte un abrazo durante el tiempo que necesites.

Este y otros ejercicios somáticos te ayudarán a activar tu sistema nervioso parasimpático y te harán sentir enraizado, seguro, calmado y confiado.

Unas palabras sobre los psicodélicos, el CBD y las microdosis

Hemos recorrido una larga lista de terapias y técnicas para restablecer una conexión intestinal-emocional disfuncional. Muchas de ellas cuentan con décadas de investigación que avalan su capacidad para sanar la mente y el corazón. También hay algunas terapias emergentes que merece la pena conocer. Los psicodélicos incluyen drogas como el LSD, la ayahuasca y la psilocibina, el principal ingrediente activo de las setas psicodélicas; todas ellas provocan cambios en el estado de ánimo, la percepción y la forma en que funciona el sistema nervioso, ayudando a que el cuerpo pase a un estado parasimpático.

Es posible que hayas oído hablar de la microdosificación, sobre todo si has investigado sobre psicodélicos. La microdosificación es la práctica de tomar cantidades muy pequeñas de drogas con el objetivo de obtener los beneficios de estas drogas sin experimentar estados alterados de consciencia. Por supuesto, en este momento, la microdosificación de psilocibina y otros psicodélicos no es legal en

Estados Unidos, excepto en entornos específicos de investigación o terapéuticos, y la FDA ('administración de alimentos y medicamentos') aún no las ha aprobado para el público en general. Dicho esto, la investigación que se ha realizado sobre los psicodélicos en un entorno terapéutico ha revelado algunos beneficios notables y esperanzadores para quienes sufren el TEPT, casos resistentes de ansiedad y depresión grave, y algunas enfermedades autoinmunes. Para ampliar tus conocimientos sobre el uso terapéutico de las sustancias psicodélicas en un entorno clínico o de investigación, te sugiero que consultes el trabajo de la Multidisciplinary Association for Psychedelic Studies ('asociación multidisciplinar de estudios psicodélicos' o MAPS, por sus siglas en inglés).

Otra área de investigación tiene que ver con el cannabis, más concretamente con una clase de compuestos llamados *fitocannabinoides*, que se encuentran en la planta de cannabis. El CBD es el cannabinoide favorito de la mayoría de la gente, ya que no es psicoactivo, lo que significa que no alterará tu consciencia ni te provocará un malestar, pero seguirá teniendo efectos beneficiosos para tu salud. El aceite de CBD de cáñamo orgánico también es increíblemente útil para sacarte del estado de lucha o huida y devolverte a un estado de calma parasimpática. He comprobado el poderoso impacto que este aceite puede tener sobre la ansiedad, no solo en la vida de mis pacientes, sino también en la mía propia. Múltiples estudios han descubierto que el aceite de CBD es un tratamiento eficaz para la ansiedad social y un ansiolítico (calmante de la ansiedad) natural. [22] De hecho, puede tener beneficios similares a los de algunos de los ansiolíticos comunes, sin los efectos secundarios. Asimismo, puede reducir la ansiedad aumentando la activación del córtex prefrontal y reduciendo la actividad de la amígdala, dos zonas del cerebro implicadas en la ansiedad.[23] Los estudios en animales también muestran que el CBD puede activar la neurogénesis –el desarrollo de nuevas neuronas– en el hipocampo.[24] Esto funciona activando los receptores CB1, que equilibran los niveles de GABA y glutamato para reducir la ansiedad. Recomiendo empezar con 20 miligramos de CBD de espectro completo y ver cómo te sientes. Puedes experimentar con hasta 100 miligramos, un par de veces al día.

Límites sanos y conexiones sociales saludables

He estado haciendo una nueva cura de depuración. Se llama *ayuno de gente desagradable*. Me ayuda enormemente con mi intolerancia grave a la toxicidad. Es una dieta que te recomiendo de todo corazón. En serio, las personas con las que pasas la mayor parte del tiempo o bien te hacen más fuerte, o bien alimentan tus pensamientos negativos; por eso, te conviene empezar a eliminar a este último grupo de tu círculo social.

Seguramente en tu vida hay tres grupos principales de personas: (1) el círculo íntimo de amigos que se animan mutuamente, (2) aquellos sobre quienes puedes ejercer una influencia positiva, y (3) el círculo externo: cualquiera que te influya negativamente. Mantén las distancias con esos «vampiros de energía» que no hacen más que repartir negatividad continuamente o que solo están interesados en hablar de sí mismos. A veces cuando nos alejamos de ciertas personas recuperamos el bienestar. Cierto que, en algunos casos, antes de cortar por completo la relación, es mejor intentar primero establecer unos límites. Sin embargo, si eso falla, lo único que puedes hacer es despedirte de lo que te perjudica. Cuando una relación malsana se acabe, no intentes recuperarla por costumbre o inseguridad. Respeta a esa persona por las lecciones que te aportó, y entiende que ha llegado la hora de eliminar lo tóxico de tu vida, porque aprendiste la lección.

Una de las primeras nociones que hay que aprender sobre el establecimiento de límites es no confundir la empatía con la ausencia de límites. Seguramente se te dé bien cargar con el dolor o la negatividad de los demás, pero esa no es tu responsabilidad. La empatía no significa hacer tuyos los problemas de la gente. Deja de empeñarte en ayudar a quienes no quieren crecer. No trates de ser el paño de lágrimas de todos. Sé que, si tienes mucha empatía, te costará aceptar lo que voy a decirte, pero ahí va: no consientas que quienes están en guerra consigo mismos te roben la energía. Los seres humanos intercambiamos energía momento a momento, día tras día. Aquellos con quienes nos relacionamos —en persona, por teléfono, mediante mensajes de texto, por correo electrónico, en las redes sociales o incluso con miradas en la calle— pueden afectar a nuestro estado de ánimo, nuestros procesos de pensamiento y nuestra trayectoria vital. Hemos de crear límites sanos, siempre que sea posible, con los que intentan arrastrarnos con su negatividad y sus habladurías.

Es fácil criticar a alguien por quien no sentimos compasión ni comprensión. La crítica destructiva y los cotilleos erosionan la atención y crean una relación tóxica. Deja de creer que es normal hablar mal o cotillear sobre alguien para sentirte mejor contigo mismo y que juzgar a otros es una forma de conectar o establecer un vínculo con alguien. Las relaciones positivas y funcionales son buenas para tu salud. Cuando oigas cotilleos, aléjate o procura cambiar de tema.

Una de las cosas más importantes que he aprendido hasta ahora sobre los límites, especialmente en lo que se refiere a las redes sociales, es a no aceptar críticas de alguien de quien no aceptaría consejos. Tu manera de ser y tus valores se desarrollan a lo largo de tu vida, a través de tus experiencias y relaciones. En el transcurso de este periplo, es probable que te cruces con gente que tiene otras opiniones sobre cómo debes comportarte, qué aspecto debes tener y en qué deberías creer. Recibir opiniones críticas que no has solicitado, de una persona que no es nadie en tu vida, es lo último que necesitas. A veces, el bienestar consiste en hacerse tres simples preguntas:

- ¿Esta persona me conoce de verdad?
- ¿Puedo confiar en que le importan mis intereses?
- ¿Estuvo a mi lado tanto en mis éxitos como en mis fracasos?

Pasar por esta rápida lista mental pone en perspectiva las palabras y las opiniones, y revela lo que debe tener peso en tu vida y lo que no. Este sencillo proceso te servirá como recordatorio de que, aunque la crítica constructiva de la persona adecuada puede ayudarte a mejorar, a veces es mejor ignorar las palabras de los demás.

Cada palabra que pronunciamos tiene el poder de aportar positividad o negatividad al entorno y la situación en la que nos encontremos. Piénsatelo dos veces antes de participar en una discusión: ¿saldrá algo bueno y productivo de ello? ¿Qué solución buscas? Deja de intentar convencer a alguien que no hace más que malinterpretarte. Cuando creas una brecha entre tú y la negatividad suceden cosas hermosas.

Otra lección fundamental para establecer límites sanos es dejar de decir «tal vez» cuando quieres decir «no». Los límites son medicinales, de manera que deja que el «no» sean tus vitaminas. Empléalo cuando lo necesites, a veces a diario. No responder sigue siendo una respuesta, y es inmensamente poderosa. En ocasiones, el silencio dice mucho. El uso del «no» es un bálsamo curativo y «porque no quiero» es una razón suficientemente buena. Disfruta de la alegría de hacer lo que te dé la gana.

Y, por último, debes saber que establecer unos límites firmes no es de mala educación. Expresar lo que sientes no es ser dramático. Cuando lo hagas, resonarás a un nivel totalmente distinto y atraerás cosas increíbles a tu vida. Date cuenta de que no tienes que atenuar tu luz para que los demás se sientan cómodos. No eres «demasiado». Deja de creer eso. Brilla con fuerza.

Tener límites sanos y conexiones sociales saludables favorece tu vía parasimpática, lo que conduce a una disminución de las hormonas del estrés y de la inflamación, a una mejor salud intestinal y a mucho más.

Los cuatro pasos del plan de alimentación metafísica

Cuando converso con mis pacientes sobre la reparación de la conexión intestinal-emocional, a menudo les recomiendo que llenen su día de pequeños momentos que los nutran y los llenen de serenidad. Los llamo *comidas metafísicas*, porque son tan importantes como lo que comes. Puedes tomar los alimentos más sanos del mundo, pero si le sirves a tu cuerpo una buena ración de estrés y vergüenza cada día, sabotearás todo lo bueno que intentas hacer por tu bienestar. La filosofía de la comida metafísica se centra en el hecho de que el bienestar no consiste solo en lo que comes en el desayuno, el almuerzo y la cena, sino también en cómo alimentas tu mente y tu corazón.

La meditación de la alimentación metafísica beneficia a tu mente, a tu cuerpo, a tu salud y a las conexiones entre estos tres elementos. Puede consistir en cualquier actividad desde la práctica de la gratitud hasta tomar un baño caliente o llorar hasta quedarte sin lágrimas. Las comidas metafísicas son fundamentales para el plan intestinal-emocional porque te muestran formas de reconectar a un nivel más profundo contigo mismo y nutren tu mente y tu corazón. Los cuatro pasos de la alimentación metafísica consisten en tranquilizarse, suavizar la crítica, establecer intenciones y honrar la comida. Así es como se resume todo en una práctica de quince minutos:

1. **La tranquilidad.** Como acabamos de ver en la sección sobre atención plena y meditación (páginas 143 y siguientes), la quietud es fundamental. Durante cinco minutos, tómate tu tiempo para estar en contacto con tu cuerpo y con los pensamientos o emociones que puedas estar reteniendo. Aquí es donde puedes poner a prueba algunas de las técnicas que aprendiste en las secciones anteriores, como realizar un escáner corporal, un ejercicio somático o un ejercicio de respiración para adentrarte en el momento presente.

2. **Suavizar la crítica.** Muchos nos pasamos todo el tiempo juzgándonos a nosotros mismos, juzgando a los demás o rechazando lo que sentimos. En lugar de eso, practica el arte de mirarte y mirar a los demás con compasión. Adéntrate en el momento presente y, mientras lo haces, siente compasión por ti, por tus seres queridos y por el mundo. A medida que consolides esta práctica, podrás cultivar los mismos sentimientos de compasión hacia aquellos a los que te resulta difícil amar o perdonar y mirarlos como a un niño. Ya sabes que el resentimiento es como tomar veneno y esperar que el otro se muera. Observa cualquier pensamiento y emoción que surja, incluidos los negativos. Recuerda que son meros transeúntes; no son quien tú eres ni tampoco lo que eres. Permítete pasar algún tiempo en calma, sin hacer nada más. Hazte amigo del momento presente y de ti mismo. Dedica unos cinco minutos a

sumergirte en esta meditación de bondad amorosa, cultivando la autocompasión y la compasión hacia los demás.

3. **Establecer intenciones.** Ahora que has alcanzado un estado de claridad y quietud, es el momento de establecer una intención. Puede ser una intención para el día, para tu vida o para los demás. Si quieres un enfoque más estructurado, escríbela en un diario para concretarla. Dedícale de dos a cuatro minutos.

4. **Honrar la comida.** ¿Sabes cuando disfrutas de una larga y agradable cena con amigos o familiares? Te tomas tu tiempo, y al final de la comida saboreas un buen té o café. Este ritual actúa como la guinda de una experiencia deliciosa. Pues bien, quiero que hagas lo mismo con tu comida metafísica. Puede ser un momento de gratitud al universo, a Dios, a la fuente de la vida o a tu yo superior. Cualquier cosa que te haga sentir conectado a algo más grande que tú mismo.

Las comidas metafísicas consisten en convertir lo cotidiano en una meditación. De ese modo puedes infundir en tu día numerosos pequeños momentos de paz, gratitud, autocompasión y otras claves de la atención plena. En el plan intestinal-emocional, haremos una serie de estas comidas metafísicas y experimentaremos con distintas formas de transformar lo cotidiano en meditación.

CAPÍTULO 7

El plan intestinal-emocional de 21 días

Tu cuerpo es un hermoso templo, y en este capítulo aprenderás a poner en práctica todo lo que has aprendido hasta ahora. Me imagino que serás una persona práctica y que probablemente habrás estado esperando con impaciencia el momento de aplicar toda la información que estoy compartiendo contigo. Pues bien, me complace informarte de que en este capítulo podrás poner en práctica algunos de estos conocimientos. Sin embargo, déjame advertirte que este no es el típico plan de bienestar que se centra en revisar totalmente tu rutina y tu dieta.

¿Por qué? Pues bien, para empezar, tanto si no estás familiarizado con los planes de bienestar, como si eres un entusiasta experto en el tema, esos planes suelen consumir una buena cantidad de tiempo y energía y ser un poco intimidantes. A veces esto es necesario para la curación. Por ejemplo, en los anteriores planes de estilo de vida que he escrito, como el plan de ayuno flexible de cuatro semanas en *Ayuno intuitivo*, doy instrucciones específicas sobre lo que hay que comer (porque nadie debería ponerse a ayunar directamente si hasta ese momento ha seguido una dieta deficiente). En *El espectro de la inflamación*, te guío, paso a paso, a través de una dieta de eliminación a medida, que consiste en que descartes por completo todos los alimentos potencialmente inflamatorios durante al menos cuatro semanas. Sin embargo, ambos planes están diseñados específicamente para ayudar a tratar los desequilibrios de salud subyacentes que dan lugar a numerosas enfermedades y disfunciones. Si ya has seguido los planes de mis otros libros, plantéate este plan como un reinicio pacífico y consciente en el que tendrás la oportunidad de reflexionar, respirar y cuidar tu cuerpo y tu mente. Aquí utilizamos la comida como medicina y meditación para calmar nuestro sistema nervioso y así regular nuestro eje intestino-cerebro-endocrino.

No obstante, antes de entrar en materia, voy a responder algunas preguntas que seguramente tendrás sobre el plan. Así podremos solventar la preparación necesaria antes de emprender definitivamente nuestro viaje de 21 días.

Preguntas y respuestas habituales

A diferencia de otros planes que quizá hayas seguido anteriormente, aquí no te vas a encontrar con una lista estricta de los alimentos que debes consumir y los que tienes que evitar. En lugar de eso, utilizaremos estos 21 días para aprender a desacelerar el ritmo, tranquilizarnos y centrarnos en nuestra conexión intestinal-emocional.

¿Qué puedo esperar durante los próximos 21 días?

Al contrario que en mis planes anteriores, el plan intestinal-emocional de 21 días se desglosa día a día en lugar de semana a semana. Cada día tendrá un objetivo específico en el que nos centraremos y luego se dividirá en dos subsecciones: una sección sobre el intestino y otra dedicada a las emociones. Ambas incluirán una enseñanza, un reto, una medida o un momento de reflexión. La mayoría los conocerás, pues ya los hemos tratado a lo largo de este libro. Por ejemplo, podrías tomar medidas para optimizar tu ciclo diario de melatonina-cortisol, reflexionar sobre tu consumo de azúcar y si contribuye o no a la inflagüenza, o experimentar con la respiración para estimular el nervio vago. Cada día es una nueva oportunidad de nutrir y regular tu conexión intestinal-emocional desde dentro hacia fuera y desde fuera hacia dentro.

¿Cambiaré mi régimen de alimentación durante el plan intestinal-emocional?

A diferencia de los planes de mis otros libros, el plan de estilo de vida de 21 días es más un viaje de exploración hacia el bienestar que una receta para alcanzarlo. Te enseñaré a fortalecer tu intuición y a descubrir tus prioridades y lo que te gusta y no te gusta. Por ejemplo, el día tres, en lugar de sugerirte que elimines todo el azúcar refinado o añadido mientras dure el plan, te animo a que hagas un seguimiento de tu consumo de azúcar y reflexiones sobre qué fuentes de azúcar de tu vida te están perjudicando. Ya he expuesto un argumento bastante sólido a favor de consumir azúcar, alimentos procesados y alcohol únicamente con moderación para potenciar la salud física y mental, pero no voy a imponerte normas rígidas sobre qué comer y qué no en este plan. Depende de ti decidir qué cambios te ayudarán más. Si quieres tratar los 21 días como una oportunidad para mejorar tu nutrición, mi sugerencia es que vuelvas al capítulo cinco y adquieras los alimentos que te permitan elaborar un plan de comidas sin estrés. De ese modo, en lugar de centrarte en eliminar un alimento concreto, estarás preparado para disfrutar de aquellos que te sientan bien.

¿Qué pasa con las recetas? ¿Tengo que seguirlas todas?

Sabes que no podría escribir un libro sin incluir recetas deliciosas y ricas en nutrientes. Todas las recetas del capítulo ocho te ayudarán a curar la inflagüenza y contienen ingredientes que favorecen el intestino y el cerebro. Puedes ceñirte a las listas de alimentos del capítulo cinco y a las recetas del capítulo ocho, pero quiero dejar claro que *esto es completamente opcional*. No dudes en experimentar con las recetas que te apetezcan a lo largo del plan. Las he dividido en desayuno, almuerzo, cena, guarniciones, postres y *snacks* para tener algo interesante a lo largo de los 21 días.

¿Para quién es adecuado el plan intestinal-emocional?

La respuesta breve es que he diseñado el plan intestinal-emocional de 21 días para todo el mundo. Sirve para los que acaban de empezar su viaje hacia el bienestar, pero también es estupendo para quienes se sienten agotados o agobiados por su actual rutina de mantenimiento o por el bombardeo de consejos de bienestar que encontramos por todas partes. Puedes plantearte este plan como una especie de desintoxicación de otros planes más restrictivos, un reinicio para empezar a sanar tu relación con la comida y tu cuerpo. Eso te permitirá reflexionar sobre tu conocimiento interior y sintonizar con él para elaborar un plan de estilo de vida sostenible que se adapte a ti. A lo largo de los años he aprendido que unos pocos cambios inteligentes en el estilo de vida de una persona pueden suponer una gran diferencia.

¿Cómo puedo prepararme?

No hay ninguna lista de la compra o de suplementos que tengas que hacer antes de empezar. Este plan consiste en tomarse cada día como viene y estar presente a lo largo de los 21 días. También doy algunas recomendaciones dietéticas y de suplementos de las que creo que casi todo el mundo puede beneficiarse, pero no hay necesidad de que compres nada antes de que empiece el plan. Si prefieres estar más preparado y organizado, te aconsejo que adquieras un cuaderno o diario para anotar tus pensamientos y reflexiones a lo largo del plan. Cuando hayas completado el plan, te recomiendo que lleves el cuaderno contigo para consultarlo siempre que necesites volver a conectar con tu instinto.

¿Cuánto tiempo necesito reservar cada día?

La verdad es que puedes seguir este plan en cualquier momento y en cualquier lugar. De hecho, hay días en los que apenas te llevará de cinco a diez minutos. Esto significa que no tienes que esperar a que llegue un mes en el que no haya bodas, viajes, cenas ni vacaciones (como si eso existiera) para empezar. Este plan está diseñado para adaptarse a tu horario. Si estabas esperando el momento adecuado, es ahora. Te recomiendo que leas el plan diario a primera hora de la mañana, quizá mientras disfrutas de una taza de tu bebida matutina favorita. Si te tomas unos minutos, podrás reflexionar sobre el tema del día y sobre los puntos relacionados con el intestino y las emociones. También puedes leer la información del día la noche anterior. ¡Haz lo que te resulte más cómodo!

¿Qué puedo conseguir a lo largo de los 21 días?

Espero y deseo que vuelvas a infundir gracia y ligereza al bienestar y descubras lo que eso significa y cómo conseguirlo; en definitiva, espero que hayas aprendido el arte de estar bien. Mi esperanza es que, para el día 21, compruebes por ti mismo que tu diálogo interior y tu mundo emocional son parte integrante de tu biología y tu fisiología generales y viceversa. Si tienes un intestino físicamente más sano y niveles de inflamación más bajos, te sentirás mejor contigo mismo. Quiero que te sientas más seguro a la hora de tomar tus propias decisiones y más libre para centrarte en tu salud y tu felicidad en lugar de estar pendiente de las normas sobre alimentación y los consejos contradictorios que escuchas a todas horas. Quiero que veas el valor de tomar decisiones saludables porque te quieres a ti mismo y deseas disfrutar de ti, no porque alguien te haya dado órdenes o porque estés intentando someter a tu cuerpo a la fuerza. Sobre todo, quiero ayudarte a identificar la ruta más asequible de tu vida, es decir, las pequeñas cosas que marcan una *enorme* diferencia en tu salud y tu felicidad generales. En resumen, deseo que encuentres la paz con la comida y con tu cuerpo. Una práctica de bienestar satisfactoria consiste en realizar las pequeñas acciones que tienen un gran impacto y no estresarse por el resto.

¿Tengo que seguir el plan alimentario al cien por cien?

El plan intestinal-emocional tiene como objetivo ponerte en paz con la comida, no volver a machacarte o avergonzarte cada vez que comas algo que no te siente bien. Si decides comerte esa galleta, cómetela y disfrútala, y luego sigue adelante. No te quedes dándole vueltas al asunto, no te sientas culpable ni avergonzado, no sientas que tienes que rendirte y renunciar a comer sano. La vergüenza es peor que cualquier galleta. Utiliza la experiencia como una herramienta de autorreflexión y atención plena, una forma de aprender a hablar con tu cuerpo. ¿Te ha servido o no? ¿Mereció la pena? Usa las comidas como meditación del mismo modo en que las usas como medicina para sentirte bien. El plan de alimentación incluye alimentos que son las mejores y más deliciosas formas de servir a tu sistema intestinal-emocional. El plan consiste en aprender a amar tu cuerpo lo suficiente como para nutrirlo con ricos alimentos medicinales.

A la larga, el concepto de «hacer trampas» al comer es contrario al bienestar. Forma parte del espectro de la alimentación desordenada que aflige a nuestra sociedad. ¿La comida que comes te sirve o sabotea cómo quieres sentirte? Esa es la cuestión; no se trata de juicios morales, pecados o virtudes. Si decides comer un alimento que no te hace sentir bien, hazlo de forma racional, neutral. Observa cómo te hace sentir, aprende de ello y sigue adelante. Si no merecía la pena, entonces crecerás en consciencia para la próxima vez: ahora elegirás sentirte bien en lugar de volver a hacer algo que te sienta fatal. Esta es una parte esencial de la paz alimentaria.

El plan de este libro consiste en aprender a hacer este cambio de paradigma. No ocurre de la noche a la mañana. Date un respiro.

Antes de entrar en materia, deseo hacer una pausa para decirte que de verdad estoy muy entusiasmado con este plan. Mientras escribo, te imagino leyendo y quiero que sepas que he escrito este plan con mucho amor y admiración por ti. Es de valientes tomar medidas para mejorar tu salud y tu felicidad, y quiero que sepas que valoro tu valentía y te aprecio.

Bien, ahora, si estás listo, vamos a comenzar los 21 días, ¿de acuerdo?

DÍA 1

Fundamentos de la paz alimentaria

Ha llegado el momento de curarte, de alejarte de patrones insanos y de romper con alimentos, personas y hábitos que no te hacen bien. Me alegro mucho de que estés aquí. De hecho, apenas puedo contener mi emoción de que hayas decidido unirte a mí en este viaje. Gracias por confiarme tu tiempo, tu energía y tu salud. Para el día 1, empezaremos con algunas intenciones sencillas pero poderosas que servirán de base para el resto del plan.

Un poco de contexto antes de empezar: por regla general, cuando se trata de nuestra salud, nos centramos excesivamente en los elementos de acción. Hablamos del ejercicio de moda, del suplemento que acabamos de empezar a tomar, del último superalimento que tenemos que incorporar a nuestro batido o del reto de meditación de cinco, diez o treinta minutos que pensamos afrontar en cuanto tengamos tiempo. Ahora bien, no estoy diciendo que pasar a la acción sea algo malo –¡no estaría escribiendo un plan de salud de 21 días si pensara eso!–, pero sí creo que esto a menudo lleva a que muchos acaben en una especie de rueda de hámster, persiguiendo una visión de la salud «óptima» que siempre queda un poquito fuera de su alcance. Quiero desmarcarme de una versión de la salud que solo se alcanza cuando se tachan suficientes cosas de la lista de tareas pendientes o se experimenta con mil opciones distintas antes de dar con la rutina milagrosa. Voy a aprovechar el hecho de que muchos sabemos de sobra lo que nos hace sentir bien y lo que no. Y si no lo sabemos, a veces bastará con un poco de quietud para que nos demos cuenta.

Intestino: identifica un alimento o ingrediente que baje tu vibración

En lugar de revisar todo tu estilo de vida –lo que puede desestabilizarte e incluso provocarte ansiedad–, dedica hoy unos minutos a reflexionar y a identificar un alimento o grupo de alimentos que ya sabes que no encaja con tu cuerpo, pero que sigue formando parte de tu rutina habitual. Podrían ser los lácteos, que te dejan estreñido, o el pan de trigo, que te deja fatigado y de mal humor. También podrían ser las legumbres, que te hinchan a más no poder, o algo como la cafeína, que sabes que desencadena tu ansiedad y perjudica tu sueño. Consulta el capítulo dos para ver los alimentos y bebidas más comunes que no nos hacen mucho bien. Ahora, aquí está el reto al que muchos de vosotros (especialmente quienes os consideráis perfeccionistas o personas de tipo A) os enfrentaréis: *no* puedes hacer una lista larguísima de todos los alimentos que crees que no deberías comer. Limítate a elegir un alimento que *sepas* que no le sienta bien a *tu* cuerpo, porque has visto pruebas concretas de ello en forma de síntomas físicos. A continuación, y aquí está la otra parte difícil, reflexiona sobre ello. Puedes hacerte las siguientes preguntas:

- ¿Cómo te hace sentir esta comida?
- ¿Por qué sigue formando parte de tu rutina habitual? Teóricamente, ¿podrías sustituir este alimento por otro? ¿Hay algo que te guste más que podrías comer o beber en su lugar?
- ¿Podrías consumir menos cantidad de ese alimento o tomarlo con menos frecuencia? Evita el pensamiento radical y no te digas a ti mismo que no debes volver a probar esa comida.

No se trata de una orden ni de una prescripción para eliminar por completo ese alimento durante los 21 días (¡aunque puedes hacerlo si te parece bien!). Se trata más bien de un ejercicio de concienciación para tener más claro lo que te hace sentir bien y lo que no.

Emociones: haz una actividad saludable que te ENCANTE

Para la tarea de las emociones de hoy, vamos a centrarnos en lo positivo. Quiero que te tomes un minuto y pienses en una práctica de estilo de vida no alimentaria que te haga sentir bien. Puede ser cualquier actividad sea cual sea su duración: tal vez diez minutos de escritura en un diario, un minuto de respiración abdominal, una hora de tenis o un paseo rápido alrededor de la manzana sin llevar el móvil contigo. En mi caso, incluso unos minutos de lectura de un libro físico o un paseo por la naturaleza me hacen sentir lleno de energía, inspirado y feliz. Elige algo que te parezca factible hoy y ¡hazlo! Después, deja que la sensación positiva que tienes tras esa actividad se asiente en ti. Es un consejo que aprendí del doctor Rick Hanson, psicólogo e investigador, como forma de ayudar a superar el sesgo de negatividad del cerebro, es decir, nuestra tendencia a olvidar rápidamente los sentimientos y experiencias positivos y a rumiar los negativos, por pequeños e infrecuentes que sean. Es la manera que tiene nuestro cerebro de protegernos de los daños, así que no debemos castigarnos. Lo que sí podemos hacer es intentar anular ese sesgo dejando que los sentimientos y las experiencias se asienten realmente. Empaparnos de los buenos sentimientos que nos produce hacer algo edificante por nosotros mismos es como amplificar esa experiencia, mejorándola aún más.

DÍA 2

Haz una pausa

Ya hemos visto hasta qué punto tus sentimientos y emociones pueden influir en tu salud. Pero aquí está la parte complicada: a muchos nos cuesta dar un respiro a nuestras emociones o nos resulta difícil averiguar qué es lo que de verdad sentimos en cada momento. Hoy se trata de ir más despacio y dar a tu cuerpo y a tu mente un poco de espacio para respirar.

Intestino: dale un respiro a tu intestino

Para dejar espacio a tus sentimientos, debes reducir al mínimo las distracciones y el ruido exterior. Y una de las mayores distracciones diarias es picar entre horas. No me malinterpretes: me encanta un buen tentempié, sobre todo si es rico en proteínas y grasas saludables y me ayuda a mantenerme en pie hasta la siguiente comida. Dicho esto, picar puede mantener nuestra mente y nuestro cuerpo constantemente distraídos –por no hablar de tener nuestro sistema digestivo trabajando sin cesar para descomponer los alimentos– y crear mucho ruido a lo largo de todo el día. A menudo recurrimos a la comida, especialmente la dulce o la salada (o la dulce y salada), para regular nuestras emociones y distraernos de cómo nos sentimos en el fondo. Y como bien sabes, el azúcar puede influir en tu respuesta al estrés y hacerte sentir temporalmente más feliz y tranquilo. Así que hoy te reto a que eches un vistazo a tus hábitos de picoteo y te preguntes si de verdad te sirven. Reducir el consumo de tentempiés puede mejorar la salud intestinal, evitar los picos de glucemia y dejar un poco más de espacio para otras cosas a lo largo del día. Quiero dejar claro que *no te estoy pidiendo que comas menos*. Si no comes lo suficiente en las comidas para mantenerte saciado durante al menos tres o cuatro horas, tal vez tus comidas sean insuficientes. Hoy, plantéate hacer comidas más saciantes e intenta reducir al mínimo el picoteo. Siempre que sientas el impulso de picar algo, echa un vistazo a las sensaciones que aparecen a continuación para ver si, después de todo, lo que sientes no es exactamente hambre.

Emociones: descubre lo que sientes

Cuando te tomas las cosas con calma y empiezas a vivir el momento presente, dejando que afloren tus sentimientos y emociones, puede que te cueste expresar exactamente lo que sientes. Las emociones no son tan simples como «feliz», «triste», «emocionado» o «enfadado». Al fin y al cabo, los humanos somos seres complejos. Una de mis herramientas favoritas para identificar las distintas emociones es la «Rueda de las emociones», creada por el doctor Robert Plutchik, psicólogo que escribió o colaboró en la redacción de más de doscientos sesenta artículos y ocho libros. A medida que sigas el plan de 21 días, consulta esta rueda para saber exactamente qué es lo que sientes. Puede que te sorprenda la gran variedad de emociones que sientes cada día. Pero no te preocupes; eso solo significa que eres humano.

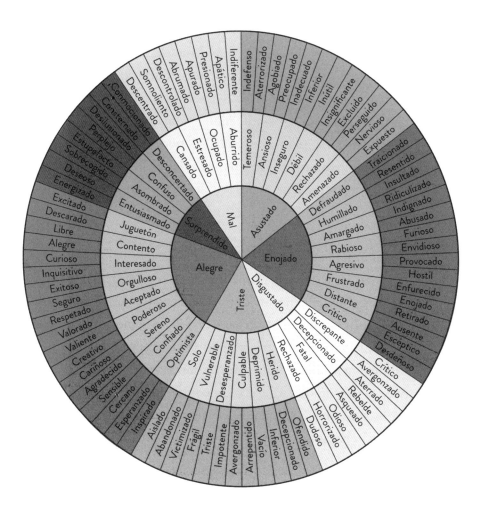

DÍA 3

Tengamos «la charla»...: la charla del azúcar

Como aprendimos en el capítulo dos, si hay un alimento que es un veneno para la salud y la felicidad y contribuye a la inflagüenza más que ningún otro, ese es el azúcar. Más concretamente, los azúcares añadidos, refinados e innecesarios que, de una forma u otra, se cuelan en nuestra dieta diaria. El azúcar se esconde en todas partes:

no solo en los postres, sino también en los cereales, las salsas, los yogures e incluso los aliños de las ensaladas. El azúcar también se oculta bajo decenas de nombres diferentes: desde *sirope de maíz*, *sirope de caña*, *néctar de agave*, *turbinado* o *maltodextrina* hasta cualquier cosa con el sufijo *-osa*. Por tanto, aunque nuestros platos no estén repletos de pasteles, galletas o caramelos, podemos acabar consumiendo una gran cantidad de azúcar procedente de fuentes ocultas. Hoy se trata de prestar atención al azúcar y al papel que desempeña en nuestras vidas.

Intestino: haz una auditoría del azúcar

Una auditoría del azúcar puede realizarse de varias maneras. Puedes fijarte simplemente en los gramos de azúcar añadido de los alimentos que consumes o, si te parece bien, anotarlos y contarlos al final del día para ver cuántos gramos de azúcar crees que consumes habitualmente. A continuación, tu tarea consiste en reflexionar sobre tu consumo de azúcar y las fuentes de esta sustancia más habituales en tu vida. He llamado *auditoría* a la tarea de hoy porque quiero que lo hagas de forma objetiva. No te juzgues, ni te castigues, ni conviertas el azúcar en un enemigo. Simplemente evalúa la situación. Cuando tengas una idea de cuánto azúcar consumes, pregúntate qué fuentes de esta sustancia te proporcionan más alegría. Por ejemplo, tal vez lo que más te guste sea tu café con leche de avena de cada mañana, y esa media taza de leche contenga 8 gramos de azúcar. O puede que te encante tomar un helado con tu pareja al final de una cita; esto te produce mucha dicha y es un momento especial y muy íntimo para los dos. Deberías disfrutar plenamente de ambas fuentes de azúcar, sin sentirte culpable ni arrepentirte.

Sin embargo, inevitablemente descubrirás fuentes de azúcar que son menos importantes para tu felicidad. Un buen ejemplo es el yogur, que puede contener una cantidad asombrosa de azúcar.

Si empiezas el día con tu querido café con leche y yogur, ¿podrías comprar yogur natural sin azucarar y añadir bayas frescas o congeladas (que contienen fibra, lo que amortigua los picos de azúcar) para endulzarlo? ¿Podrías sustituir los refrescos por agua con gas o una alternativa baja en azúcar? Pregúntate si es posible reducir el consumo total de azúcar sin sentir que te estás privando de algo o dejando de disfrutar de los placeres de la vida. Te reto a que intentes eliminar esas fuentes de azúcar durante el resto de los 21 días.

Emociones: combate los antojos de azúcar con una meditación rápida

Muchos expertos en nutrición y estilo de vida proclaman: «¡El azúcar está arruinando tu salud!», «¡El azúcar es el demonio!», «¡Evita el azúcar a toda costa!», sin decirte nunca cómo puedes reducir la cantidad de azúcar que comes. Y si alguna vez has intentado prescindir de esta sustancia, sabes que no es tan fácil como parece. Seguramente habrás leído alguna vez que el azúcar es tan adictivo como la cocaína, pero eso no significa nada para nosotros hasta que intentamos eliminarlo. El azúcar interactúa con nuestra respuesta al estrés de un modo que calma temporalmente nuestros nervios, lo que significa que puede convertirse en una forma de regular nuestra respuesta al estrés. Si alguna vez te has zampado una caja de galletas o has engullido una lata de refresco en un día especialmente malo, ya has visto esta conexión en acción. Si te sientes identificado, no te preocupes: solo significa que eres humano y que tu cuerpo y tu mente están haciendo aquello para lo que fueron diseñados. Lo que más me ha servido para combatir los antojos de azúcar es tomar una comida metafísica, que es una forma no alimentaria de nutrirte y calmar tus antojos. En la página 159 vimos un ejemplo de comida metafísica. Puedes elegir hacer hoy esa práctica de quince minutos. Otra opción es la respiración 4-7-8 (ver la página 149), una herramienta de respiración consciente que me encanta utilizar como comida metafísica para los antojos de azúcar, porque puede hacerse en cualquier lugar y en cualquier momento.

Esto es exactamente lo que tienes que hacer:

- Espira, vaciando los pulmones de todo el aire que puedas.
- Inspira tranquilamente por la nariz contando hasta cuatro segundos.
- Aguanta la respiración contando hasta siete segundos.
- Espira lentamente por la boca durante ocho segundos, frunciendo los labios para crear algo de contrapresión y un fuerte sonido al respirar; cuanto más ruido hagas, mejor.
- Repite este ciclo de cuatro a cinco veces.

Ahora bien, no todos los antojos de azúcar se van a curar mágicamente con este ejercicio de respiración. Sin embargo, puede ayudarte a comprender hasta qué punto el azúcar forma parte integrante de tu regulación emocional. A veces, basta tener presente ese vínculo para que des un paso atrás y le proporciones a tu cuerpo lo que realmente necesita, en lugar de un rápido chute de azúcar.

DÍA 4

Encuentra un alimento extra

A veces nos centramos tanto en lo que es sano y lo que no, que olvidamos que la comida es una de las mejores formas de expresar amor. Primero recibimos alimento como un acto desinteresado por parte de nuestros padres, y con el tiempo asumimos la responsabilidad de nuestra propia alimentación. Todos merecemos estar bien alimentados. Por desgracia, debido a las apretadas agendas, los presupuestos ajustados y otras dificultades, a muchos nos cuesta cuidarnos tan bien como nos gustaría. Por eso hoy hablaremos de la alimentación, de nuestro intestino y de nuestras emociones.

Intestino: aliméntate con caldos y sopas

Las sopas, los caldos y los estofados son una de las formas más fáciles, baratas y sanas de alimentarse. ¿Por qué? Porque puedes utilizar verduras y otros ingredientes congelados, que suelen ser más baratos, y todo puede hacerse en una sola olla. Las sopas son fáciles de digerir y constituyen un alimento cálido, reconfortante y nutritivo. Si te llevaras una sola cosa de este plan, lo ideal sería que hicieras una sopa a la semana y la tomaras todos los días. Como regla general, he visto que los pacientes que incorporan más sopas y caldos a diario tienden a restablecer su conexión intestinal-emocional más rápidamente que los que no lo hacen. Procura tomar de una a tres tazas de sopa o caldo al día como comida o con las comidas. Puedes encontrar algunas de mis sopas favoritas en la sección de recetas del capítulo ocho, pero aquí tienes un adelanto de algunas de las deliciosas recetas de sopa y caldo que he creado para ti:

- Sopa cremosa de brócoli con cúrcuma, en la página 274.
- Caldo de kombu, en la página 271.
- *Tom kha* vegano, en la página 273.

Emociones: disfruta del 'hygge'

Cuando piensas en nutrirte, es muy probable que pienses en hacerlo desde dentro, como hicimos en la tarea de hoy para el intestino. No obstante, también puedes nutrirte desde fuera mejorando tu entorno. Puede que hayas oído hablar del concepto danés de *hygge*. Se pronuncia *jiuuga* y hace referencia a una sensación reconfortante que produce un sentimiento de satisfacción o bienestar. No es casualidad que a los escandinavos se los considere uno de los pueblos con mayor bienestar del mundo; en Escandinavia llevan años practicando el *hygge*. Ha llegado el momento de que tú también lo hagas. Quedarse en casa se ha vuelto ahora tan normal como antes lo era salir, y es el remedio perfecto para el agotamiento. Porque si no encuentras un momento para bajar el ritmo, tu cuerpo acabará buscándolo, y encontrándolo, por ti.

La naturaleza sensorial y somática del *hygge* te ancla totalmente en el momento presente y convierte tu vida en una meditación de atención plena. Enciende una vela aromática. Disfruta del calor de una bebida caliente o de un fuego, o acurrúcate bajo una manta suave y cálida y lee un libro. O simplemente siéntate en silencio. De este modo, el *hygge* puede utilizarse como parte integrante de la estrategia para calmar el sistema nervioso de lucha o huida, y esto lo convierte en una gran herramienta para combatir la inflagüenza. El *hygge* tiene que ver con la seguridad, el autocuidado, el amor hacia ti mismo, los límites saludables y la conexión social.

DÍA 5

Nutre tu sistema nervioso

Como hemos visto antes, la clave para combatir la inflagüenza reside en devolver el equilibrio a nuestro sistema nervioso. Pero sanar el sistema nervioso no tiene por qué parecerse a una terapia, una meditación o una lista de tareas. Hoy quiero que prestes atención a algunas formas no convencionales de nutrir tu sistema nervioso para salir de un estado simpático crónico y entrar en un estado parasimpático. Puedes hacerlo con una mezcla de alimentación nutricional y prácticas de bienestar que estimulen ese importantísimo nervio vago, que actúa como nivelador de tu sistema nervioso parasimpático y regulador de la conexión intestinal-emocional.

Intestino: identifica tus fuentes favoritas de grasas saludables

Casi todos consumimos mucho azúcar en nuestra dieta, y la mayoría no ingerimos suficiente grasa saludable. Esto es un problema para nuestra conexión intestinal-emocional, ya que los ácidos grasos son los componentes básicos de nuestro sistema nervioso y nuestras células. Algunos de los alimentos con grasas saludables son el salmón, el aguacate, el aceite de oliva virgen extra, la ternera alimentada con pasto, los huevos, las nueces o las semillas de chía. Todos ellos contienen ácidos grasos antiinflamatorios. Ahora piensa en las recetas que puedes hacer o las comidas que podrías tomar que incorporen una de tus grasas saludables favoritas. A veces es tan fácil como dar el salto mental de «me gustaría comer más grasas saludables» a «así es como voy a hacerlo». Lograr cambios duraderos en tu estilo de vida no consiste en fijarte objetivos, sino en averiguar cómo vas a conseguirlos a un nivel realista y específico. Como escribe James Clear en *Hábitos atómicos*: «Todo atleta olímpico quiere ganar una medalla de oro. Todo candidato quiere conseguir el trabajo. Y si las personas que tienen éxito y las que no lo tienen comparten los mismos objetivos, lo que diferencia a los perdedores de los ganadores no puede ser el objetivo. El objetivo siempre ha estado ahí. Solo cuando [los ciclistas británicos] pusieron en práctica un sistema de pequeñas mejoras continuas consiguieron un resultado diferente».[1] Una vez que descubras tus recetas favoritas con grasas saludables, también podrás probar a diversificar con recetas ricas en grasas saludables, como las barquitas de pepino rellenas de ensalada de huevo (hechas con mayonesa de aceite de oliva) de la página 241 y el salmón al horno con ensalada de cítricos de la página 252.

Emociones: relájate

Aunque creo que todos estamos de acuerdo en que el estrés psicológico crónico es enormemente perjudicial para nuestra salud, en realidad ciertos tipos de estrés pueden ser beneficiosos. Este tipo positivo de estrés se produce cuando probamos cosas nuevas, desafiamos nuestra mente y nuestro cuerpo y, en última instancia, acabamos siendo más fuertes y resistentes, tanto física como emocionalmente. Este concepto está respaldado por la ciencia; de hecho, los investigadores lo han denominado *hormesis*. Esencialmente, la hormesis significa que ciertos factores estresantes agudos ayudan a hacer que nuestro cuerpo sea más resistente a largo plazo y a que regresemos al estado parasimpático estimulando nuestro nervio vago. El entrenamiento en intervalos de alta intensidad (HIIT, por sus siglas en inglés), las saunas y el ayuno son ejemplos de actividades que tienen un efecto hormético. Así que hoy, disfrutemos del estrés.

Otra forma estupenda de practicar este tipo de resiliencia es someter a tensión el nervio vago, que sabemos que controla nuestra conexión intestinal-emocional y otros aspectos de nuestro sistema nervioso. Hay muchas formas de fortalecer el nervio vago, pero una interesante es mediante la exposición al frío. Ahora bien, puedes bañarte en un lago helado de montaña o apuntarte a una sesión de crioterapia, pero, en realidad, la forma más fácil (y barata) de introducir una pequeña dosis de frío en tu vida es en la ducha. A menudo optamos por las duchas calientes por costumbre, pero las frías son una forma estupenda de estimular el nervio vago y aumentar la actividad del sistema nervioso parasimpático. De hecho, los estudios han demostrado que la terapia fría puede ayudar a reducir la depresión y la ansiedad mediante la estimulación del nervio vago.[2] Así que la próxima vez que te duches, prueba a poner el agua fría y dejar que corra por tu cuerpo hasta que empieces a temblar. Intenta permanecer bajo el agua al menos sesenta segundos y repite el ciclo unas cuantas veces. Puedes llegar a estar hasta unos minutos. Un método más avanzado consiste en sumergirte en un baño de hielo o en una zambullida fría a unos 10 °C. Cuando empecé a experimentar con esto, comenzando poco a poco, noté una mejora real en mis niveles de concentración, sueño y energía, así como una disminución de la ansiedad y el estrés de fondo y de los dolores y molestias. Las duchas frías son una forma estupenda de infundir bienestar en tu vida cotidiana y activar el nervio vago para aumentar la resistencia y la relajación a lo largo de tu vida.

DÍA 6

Explora el mundo de los elixires y los adaptógenos

Uno de los mayores problemas del mundo moderno es que resulta difícil permanecer anclado en el presente. Nos interrumpen constantemente los correos electrónicos, las llamadas, las notificaciones y otras alarmas, campanitas y timbres. Además de crear límites diarios para el móvil, también podemos encontrar pequeñas maneras de combatir estas distracciones constantes. Pueden adoptar la forma de sustancias físicas que nos ayuden a enraizarnos en el momento y calmar nuestro cuerpo, y también de prácticas y rituales que suavicen el ruido del mundo y nos regalen un momento de quietud y tranquilidad. Hoy nos centraremos en cultivar eso.

Intestino: descubre el mundo de los adaptógenos

Aunque practiquemos la atención plena y trabajemos para volver a poner nuestro cuerpo en un estado parasimpático, todos necesitamos a veces un poco de apoyo extra. Los efectos del estrés crónico, los traumas y las emociones negativas pueden dificultar el control de nuestro sistema nervioso únicamente con cambios en el estilo de vida. Quizá sea por eso por lo que una familia de hierbas llamadas *adaptógenos* se ha hecho tan popular en los últimos años. Los adaptógenos son plantas medicinales, pero no de cualquier tipo. Se trata de una amplia familia de hierbas y plantas medicinales que se han utilizado durante miles de años en todo el mundo. Para ser considerado un adaptógeno, una planta debe cumplir al menos tres criterios:

1. Debe ser por regla general segura (para casi todo el mundo).
2. Debe ayudarte a manejar el estrés.
3. Debe equilibrar tus hormonas.

Puede que ya hayas oído hablar de algunos adaptógenos populares, como el *chaga*, el hongo *reishi* o la *ashwagandha*. Pues bien, todos ellos actúan devolviendo el equilibrio a la conexión entre el cerebro y las hormonas. Esto incluye tu eje hipotalámico-hipofisario-suprarrenal (HPA), el eje hipotalámico-hipofisario-tiroideo (HPT) y el eje hipotalámico-hipofisario-gonadal (HPG). Necesitas que todos estos sistemas de comunicación funcionen en perfecta armonía para mantener tu estado de ánimo, tu metabolismo, tus niveles de energía, tu sistema inmunitario y tu deseo sexual. Estos ejes también controlan cientos de vías responsables de la inflamación. Y dado que la inflamación crónica está relacionada con muchos de los problemas de salud comunes que vemos hoy en día, la literatura médica ha descubierto que los adaptógenos tienen beneficios para la salud aún más fascinantes y de mayor alcance, como la reducción de la fatiga relacionada con el estrés y la regeneración de las células cerebrales.[3, 4] Como los colores del arcoíris o los niños superhéroes de *Captain Planet and the planeteers* ('capitán planeta y los planetarios')* (¿dónde están todos mis compañeros de los noventa?), los habitantes del reino de los adaptógenos a veces funcionan brillantemente por sí mismos y a veces cooperan sinérgicamente con otros adaptógenos complementarios. Aquí tienes unos cuantos que son especialmente buenos para calmar el sistema nervioso y nutrir el intestino y el cerebro:

- **Albahaca santa (tulsi):** este es uno de mis adaptógenos favoritos. Los estudios han demostrado que las personas que toman regularmente esta hierba ayurvédica sienten menos ansiedad y están menos estresadas y deprimidas.[5]
- **Melena de león:** según los estudios el consumo de este hongo medicinal puede reducir la depresión y la ansiedad.[6]
- ***Ashwagandha*:** se ha demostrado que tomar *ashwagandha* reduce la ansiedad hasta un cuarenta y cuatro por ciento.[7]

Lo mejor de los adaptógenos y las setas medicinales es que pueden añadirse a tu dieta habitual y utilizarse en recetas con tus comidas. Sintonizar con nuestros sentidos es una de las mejores formas de entrar en el momento presente y aquietar la mente y el sistema nervioso.

Encontrarás sugerencias de adaptógenos esparcidas por las recetas: busca el asterisco.

---

* N. del T.: *Captain Planet and the planeteers,* serie de animación de la televisión estadounidense.

Emociones: utiliza tus sentidos

Una de las formas más eficaces de estar presente y conectar con el mundo que te rodea es usar tus sentidos. Hoy quiero que hagas un ejercicio. Siéntate en un lugar donde estés lo más libre posible de distracciones. Luego respira hondo e intenta identificar tres cosas que puedas oír, tres cosas que puedas palpar y tres cosas que puedas oler. Cuando encuentres los objetos, concéntrate plenamente en ellos y en las cualidades que poseen. Si te centras, por ejemplo, en el sofá en el que estás sentado, presta atención a los pequeños detalles, como el frescor o el calor de la tela, las costuras y los colores. Si prestas atención a los olores, fíjate en si son dulces o especiados y en si cambian cuando haces una inspiración.

DÍA 7

Cuida tu intestino

Gran parte de lo que has aprendido hasta ahora en este libro trata de cómo las bacterias intestinales que forman nuestro microbioma controlan nuestra salud. Así que es lógico que algunas de las medidas que vamos a tomar guarden relación con cuidar el microbioma intestinal. Sin embargo, el microbioma en sí no es la única razón por la que el vientre es el centro de nuestra salud; de hecho, la respiración abdominal puede ser una de las mejores formas de acceder a un estado parasimpático.

Intestino: cultiva el jardín de tu intestino

Creo firmemente que los alimentos fermentados y los probióticos deberían formar parte de la nutrición diaria de casi todo el mundo. Por suerte, los alimentos fermentados son deliciosos y no necesitas comer una gran cantidad de ellos para obtener sus beneficios; de hecho, basta con unos cuantos bocados de chucrut, unas cucharadas de yogur de coco rico en bacterias o unos sorbos de kombucha o kéfir de agua para inocular en tu intestino sabrosas bacterias. Hoy es el momento de tomar los alimentos fermentados que has comprado y probarlos. Luego procura comer un poco cada día hasta terminarlos.

Aquí tienes algunos consejos sobre la compra de alimentos fermentados y probióticos:

- Si puedes, compra tus alimentos fermentados en un mercado agrícola, en el caso de que haya uno en tu área. Los alimentos fermentados de producción local suelen ser más baratos.
- Busca un probiótico con al menos 50.000 millones de UFC, que son las siglas de unidades formadoras de colonias (esta es la forma de medir las bacterias).

Si preparas alimentos fermentados en casa, echa un vistazo al bol de arroz casero (*congee*) con *kimchi* de la página 238 o a los *wraps* de lentejas al curri con salsa de yogur de coco y lima de la página 243. Estas recetas incluyen alimentos fermentados y fibra que nutrirán tu jardín intestinal.

Te sorprenderá descubrir que, al incorporar alimentos fermentados, no solo mejorará tu digestión; también empezarán a ser menos graves otros problemas de salud que puedas tener. A menudo oigo esto de pacientes con alergias estacionales, sensibilidades alimentarias y ansiedad. Sabemos que el intestino es el centro de la salud, así que no es de extrañar. Si no tienes experiencia con los alimentos ricos en probióticos, empieza poco a poco para que tu microbioma tenga tiempo de adaptarse.

Emociones: inspira en tu vientre

Una de las maneras más chocantes en que los humanos nos hemos desviado del modo en que nuestros cuerpos fueron diseñados originalmente para funcionar es la forma en que respiramos. Hagamos una prueba. Inspira profundamente y luego aguanta la respiración. ¿Sentiste que tus hombros se levantaban o que tu pecho se expandía? Si es así, quiero que pruebes otra cosa. Siéntate con la espalda recta y los hombros relajados. Ahora, cuando inspires, envía el aire hacia el vientre y deja que se expanda. Luego, cuando espires, tira del vientre hacia la columna. Así es como debes respirar. Repítelo unas cinco veces al día y empezarás a tener un cuerpo y una mente más relajados. Esto puede parecer muy simple, pero es una gran comida metafísica. La respiración abdominal tiene infinitos beneficios, como relajar el sistema nervioso y fortalecer el nervio vago, que como sabemos es uno de los principales conectores del cerebro y el intestino.

DÍA 8

Aprovecha al máximo la noche

Una de las prácticas sanitarias más infravaloradas —dormir— es fundamental para defenderse de la inflagüenza. ¿Por qué? Porque da tiempo a nuestro cerebro para ordenar los recuerdos y descansar del día y es clave para procesar las experiencias emocionales que tenemos a lo largo de la jornada. Muchos pensamos que podemos escatimar en sueño si hacemos otras cosas, pero la verdad es que ninguna cantidad de alimentos ricos en nutrientes ni de ejercicios puede compensar unas horas de sueño de alta calidad. Nuestras acciones de hoy tienen que ver con la mejora del sueño.

Intestino: prepara tu sueño para el éxito

Puede que no te lo creas, pero tus bacterias intestinales están estrechamente ligadas a la regulación de tu ciclo de sueño-vigilia. ¿No me crees? Los estudios han demostrado que factores como trasnochar o viajar a una zona horaria diferente provocan cambios en las bacterias intestinales que pueden contribuir al aumento de peso y a trastornos metabólicos.[8] De hecho, un fascinante estudio publicado en *PLoS One* demostró que una especie de bacteria intestinal humana llamada *Enterobacter aerogenes* tiene su propio ritmo circadiano y responde a las fluctuaciones de la hormona melatonina.[9] Hoy quiero que pienses en una forma de mejorar tu sueño. Podría incluir cualquiera de las medidas siguientes:

- Reduce tu consumo de cafeína por la tarde.
- Apaga todas las pantallas una hora antes de acostarte.
- Tapa los relojes, ventiladores y cualquier otra fuente de luz de tu habitación y pon persianas o cortinas opacas.
- Ajusta la temperatura de tu dormitorio a la óptima para dormir, que para los adultos está entre 15 y 19 °C.
- Sal al exterior a primera hora de la mañana para exponerte directamente al sol durante unos minutos. Este acto le indica a tu cuerpo que es por la mañana y configura tu ritmo circadiano para el éxito.
- Prueba a tomar glicinato de magnesio entre treinta minutos y una hora antes de acostarte. Tiene un efecto calmante y favorece el sueño.
- Come alimentos que favorezcan el sueño, como zumo de cerezas ácidas y pavo.

Emociones: termina el día con gratitud

Al hablar de salud emocional, la gratitud no puede quedar fuera. ¿Por qué? Porque la gratitud tiene una larga lista de beneficios, como la reducción de los niveles de inflamación y la disminución de la activación simpática del organismo. Un estudio de la UCLA demostró que los sentimientos de gratitud mejoran la salud general al reducir la inflamación y disminuir la actividad cerebral asociada a la respuesta al estrés.[10] Tales sentimientos provocaron reducciones en la actividad de la amígdala, que como sabemos es el centro del miedo del cerebro y lo que pone en marcha la activación simpática crónica.

La investigación también ha hallado vínculos entre la gratitud y la humildad y las estructuras cerebrales relacionadas con el vínculo social y el alivio del estrés. El sentimiento de gratitud está vinculado a niveles más altos de la sustancia química que produce el cuerpo para sentirse bien, llamada *oxitocina*. La investigación sobre la gratitud y la humildad también ha descubierto asociaciones con otros beneficios para la salud, como el bienestar general, dormir mejor, una mayor generosidad y menos depresión. La gratitud y la humildad son clave en nuestra vida social y en nuestra evolución como especie. La gratitud, la humildad y la amabilidad son aceites esenciales para el alma. Un poco da para mucho, y eleva tu espacio con solo unas gotas. Sé un difusor proverbial de estos aceites. Practicar la gratitud por las noches puede parecer que no está relacionado con el sueño, pero además de la larga lista de beneficios mencionados anteriormente que proporciona la gratitud, puede incluso mejorar tu sueño.[11] Si necesitas algunas indicaciones, prueba esto:

- Nombra cinco cosas sencillas que han ocurrido hoy por las que puedes estar agradecido.

- Elige una persona con la que hayas hablado hoy y explica por qué estás agradecido de que esté en tu vida.
- ¿Cómo sientes la gratitud en tu cuerpo y en tu mente? ¿Qué significa para ti?

DÍA 9

Crea más estabilidad

Muchos llevamos la vida entera deseando estabilidad. Por el motivo que sea, la estabilidad nos hace resistentes, seguros y confiados en nuestra capacidad para afrontar los numerosos retos de la vida. Lo bueno es que no tienes que esperar a que fuerzas externas creen más estabilidad en tu vida. En lugar de eso, puedes cultivar más estabilidad por ti mismo. Hoy nos proponemos crear más estabilidad, y lo haremos mediante una combinación consistente en centrarnos en el macronutriente posiblemente más estabilizador —las proteínas— y en una ecuación que cambiará las reglas del juego y te proporcionará una perspectiva más realista de tus miedos, preocupaciones y ansiedades.

Intestino: aumenta tu ingesta de proteínas

Si te llevas un consejo importante sobre nutrición de este libro, que sea que existe una fuerte relación entre proteínas y estabilidad. Las proteínas nos ayudan a desarrollar músculo, nos mantienen saciados y estabilizan el azúcar en sangre. La proteína también es clave para la estabilidad mental y emocional. El aminoácido tirosina, que se encuentra en fuentes proteicas como la carne y el pescado, ayuda a tu cuerpo a producir DOPA, que luego se convierte en dopamina, la principal hormona del bienestar de tu cuerpo.

Hoy vamos a proponernos obtener proteínas adicionales a través de alimentos ricos en proteínas como los huevos ecológicos de gallinas no enjauladas, la ternera alimentada con pasto, el salmón salvaje y fuentes de proteínas vegetales como las semillas y los frutos secos. Si necesitas inspiración para recetas ricas en proteínas, echa un vistazo a:

- Pollo con albahaca, anchoas y brócoli, en la página 264.
- *Frittata* de setas y verduras, en la página 237.
- Pastel de carne al estilo marroquí, en la página 253.

Emociones: equilibra la ecuación de la ansiedad

Si la estabilidad nos hace sentir fuertes, capaces y tranquilos, la ansiedad tiene justo el efecto contrario. Si sufres ansiedad, no hace falta que te diga lo inestable que puede hacerte sentir, como si nunca estuvieras en tierra firme ni seguro de lo que te espera a la vuelta de la esquina. A la mayoría nos afecta este problema en algún momento de nuestras vidas, y muchos sufrimos ansiedad crónica, ataques de pánico o fobias. Por suerte, existe una herramienta que puede ayudarnos a combatir nuestra ansiedad. Se llama la *ecuación de la ansiedad*, y es así:

$$\text{Ansiedad}$$
$$=$$
$$\text{una sobrestimación del peligro}$$
$$+$$
$$\text{subestimación de tu capacidad para hacer frente a las cosas}$$

No sé tú, pero la primera vez que vi esta ecuación, fue una gran revelación para mí. Esto realmente rompe esa terrible combinación de sobrestimar sistemáticamente todas las cosas que podrían salir mal y hacernos el flaco favor de subestimar enormemente nuestras propias capacidades. Así que hoy vamos a centrarnos en el último elemento de la ecuación. Tómate unos momentos para pensar en una etapa difícil por la que hayas pasado o en un ejemplo de cuando las cosas no salieron como querías. Luego piensa en la fortaleza que mostraste y en los mecanismos de afrontamiento que te ayudaron a superarlo; al fin y al cabo, sigues aquí. Una de mis citas favoritas es de una poeta llamada Rupi Kaur, y dice así: «Y aquí estás viviendo/a pesar de todo». Comprender nuestra propia resiliencia y capacidad para afrontar los retos de la vida es una parte importante para asegurarnos de que la inflagüenza no asoma su horrible rostro, así que hoy vamos a hacer una lista mental —o física— de las dificultades por las que has pasado y de las cosas que te han ayudado a salir adelante. Ningún ser humano es inmune al sufrimiento, pero te aseguro que eres mucho más fuerte de lo que crees.

DÍA 10

Mezcla tus comidas

No sé tú, pero yo soy un poco esclavo de las costumbres. Me encanta la rutina, e intento ceñirme a una rutina matutina y nocturna todos los días que puedo. Dicho esto, estancarse en una costumbre puede resultar perjudicial para la salud intestinal. Para muchos de nosotros, eso significa tomar los mismos alimentos día tras día y comer mientras estamos distraídos. Por eso hoy toca combinar nuestras comidas.

Intestino: descubre una verdura nueva (y aprende a prepararla)

La clave para un ecosistema bacteriano diverso en tu intestino es comer una gama variada de verduras y otros alimentos llenos de fibra. Pero aquí viene la parte complicada: si eres como yo, es fácil que entres en una rutina en la que desayunes, almuerces y cenes los mismos alimentos todos los días. Así que, aunque esos alimentos sean sanos, quizá no estén favoreciendo tu salud intestinal tanto como podrían. La buena noticia es que puedes dar pequeños pasos hacia una dieta más variada. Si quieres aumentar tu diversidad microbiana intestinal, es fundamental que introduzcas algunas verduras nuevas en tu rotación. Así que hoy, o al menos durante un día más o dos, prueba otras verduras y aprende a prepararlas de forma que te sepa bien. Si no estás seguro de qué elegir, escoge una de las recetas con verduras menos comunes. Te sugiero estas:

- Ensalada de patatas nuevas y guisantes, en la página 284.
- Guiso de berza con boniatos en leche de coco, en la página 283.
- Pollo con alcachofas, espárragos y champiñones, en la página 259.

Pero no dudes en probar cualquier verdura. Quizá salteada con limón y aceite de oliva, horneada con aceite de aguacate y especias o cocinada a fuego lento en una olla exprés. Así saldrás de tu zona de confort en la cocina y fortalecerás los cimientos de tu salud: el intestino.

Emociones: haz una comida consciente

Brené Brown dijo una vez: «Si no quieres terminar quemándote,* deja de vivir como si estuvieras ardiendo». El agotamiento

---

* N. del T.: Se refiere al síndrome del *burn out,* que literalmente significa 'quemarse'.

mental y emocional es algo que veo casi a diario en los pacientes de mi centro de teleasistencia de medicina funcional. Esto no hace sino aportar más pruebas de que no se trata únicamente de lo que ingieres a la hora de comer, sino de lo que estás sirviendo a tu cabeza y a tu corazón. Si te apresuras a la hora de comer, no puedes reunir toda la energía digestiva que necesitas para descomponer, absorber y asimilar realmente los nutrientes de los alimentos. Esto puede provocar problemas de salud intestinal y estrés crónico. Así que tu tarea aquí es tratar de tomarte el tiempo necesario para comer sin distracciones. Eso significa nada de televisión, teléfono, correo electrónico o charlas de trabajo. Lo ideal sería que pudieras dedicar al menos treinta minutos a comer, masticar completamente la comida y crear un momento de atención plena. Tómate tu tiempo para oler la comida, disfrutar de los colores, notar las texturas en la boca y masticar hasta el último bocado. Observa cuándo empiezas a pasar del hambre a la saciedad y cuánto más saciado te sientes cuando te tomas el tiempo de fijarte en tu comida y paladearla conscientemente. No se trata de comer menos, sino de no permitir que la comida deliciosa y saciante pase inadvertida y sin que la aprecies.

DÍA 11

Toma el sol

Por más que nos cueste reconocerlo, seguimos siendo criaturas de nuestro entorno. Y una de las partes esenciales de nuestro mundo natural es el sol. Este astro nos proporciona calor y nutrientes fundamentales que refuerzan nuestro sistema inmunitario y nuestro estado de ánimo. A menudo nos centramos en los aspectos negativos de la exposición al sol, que existen y pueden ser peligrosos, pero ahora se trata de honrar al astro rey y a todo lo que nos aporta cuando lo disfrutamos en dosis seguras. Reconectemos hoy con el sol y dejemos que nos alegre el día.

Intestino: toma conciencia de tu vitamina D

Animo a todos mis pacientes a que se hagan análisis anuales o bianuales de vitamina D. Es una de las deficiencias de nutrientes más comunes y está relacionada con numerosos problemas de salud, desde infecciones crónicas hasta depresión y cáncer. Para ello, puedes solicitar un análisis de sangre que determine la vitamina D. Lo ideal sería que conocieras tu punto de partida antes de decidir si necesitas tomar suplementos y, en caso afirmativo, en qué cantidad. En medicina funcional, aspiramos a unos niveles óptimamente saludables (no solo dentro del intervalo de referencia del laboratorio), que consideramos entre 60 y 80 ng/ml, según la persona.

El consejo popular ha sido durante mucho tiempo: «Evita la exposición directa al sol en la medida de lo posible», pero estamos aprendiendo que pequeñas dosis de exposición al sol sin protección solar pueden ser muy beneficiosas. Las palabras clave son *pequeñas dosis*. Y estos beneficios pueden ir mucho más allá de nuestros niveles de vitamina D. Por ejemplo, los estudios han demostrado que recibir pequeñas dosis de luz solar directa en la cara y otras zonas del cuerpo se asocia a una presión arterial más baja, lo que puede mejorar los niveles de estrés y la salud cardiaca a largo plazo. Un estudio demostró que quienes se exponían a dosis saludables de sol, incluso en invierno, experimentaban un descenso de la tensión arterial sistólica de 3 milímetros, que no parece mucho, pero que podría reducir los episodios cardiovasculares en un diez por ciento.[12] La National Academy of Sciences ('academia nacional de ciencias') incluso publicó hace poco un informe, publicado en

JAMA Dermatology, que dice: «[...] aunque los daños asociados a la sobreexposición superan a los beneficios, a la hora de desarrollar nuevas directrices de seguridad solar no deben ignorarse los efectos beneficiosos de la exposición a la RUV (radiación ultravioleta)».[13] Por eso, la tarea de hoy consiste en intentar tomar un poco el sol directamente sobre la piel. Es posible disfrutar de los beneficios de la luz solar sin dejar de hacer lo necesario para protegerse y evitar que aumente el riesgo de cáncer de piel. Ahora bien, ¡no estoy abogando por que dejes de utilizar crema protectora ni te olvides de las precauciones! Sé que tu siguiente pregunta es: «¿Cuánto sol es suficiente y cuánto es demasiado?». Aquí tienes una tabla útil que te ayudará a calibrar qué niveles de exposición solar son seguros para ti (esto se mide en algo llamado *dosis eritematosa estándar* [SED, por sus siglas en inglés], en función de tu tono de piel y del índice UV de un día cualquiera):

- Muy clara: 1-2.
- Regular: 2-3.
- Aceitunada: 4-5.
- Moderadamente oscura: 5-6.
- Oscura o muy oscura: 7-8.

Para calcular la dosis de luz solar que tu piel puede tolerar sin sufrir ningún daño, divide 60 minutos por el índice UV para averiguar cuántos minutos al aire libre tardarás en sufrir una SED, que es la cantidad fija de luz solar que se necesita para empezar a sufrir una quemadura. Por ejemplo, si el índice UV es 7, divides 60 entre 7, que son 8 minutos. Si eres de tez aceitunada, multiplica 5 (SED) por 8 minutos, lo que equivale a unos 40 minutos, que es el tiempo máximo de exposición al sol sin riesgo de quemadura. Ahora bien, no estoy sugiriendo que te expongas 40 minutos a la luz directa del sol todos los días (como ya he dicho, no nos conviene arriesgarnos a quemarnos) si tienes un tono aceitunado; sin embargo, te recomiendo que intentes exponerte al menos de 5 a 10 minutos a diario. Y, por supuesto, si perteneces a la categoría de piel muy clara o clara, deberás tener aún más cuidado y conformarte con unos pocos minutos al día.

Dado que es difícil obtener vitamina D exclusivamente a través de los alimentos y que la mayoría no pasamos suficiente tiempo al sol, puede ser necesario tomar suplementos. Según cuál sea el nivel inicial, suelo sugerir suplementos de entre 2.000 y 6.000 UI de vitamina D al día. Procura que no tengan excipientes ni colorantes añadidos, y vuelve a hacer la prueba cada dos o tres meses para asegurarte de que tus niveles no suben demasiado (lo que yo clasificaría como por encima de 100 ng/ml).

Emociones: prueba una sauna de infrarrojos

Si vives en un clima más frío y no te da el sol en la piel, una magnífica opción para mejorar tu estado de ánimo y conseguir ese dulce calor es una sauna de infrarrojos. Las saunas son una tradición saludable desde hace siglos. Las primeras se construyeron en Finlandia hacia el año 2000 a. C. y no eran más que fosas excavadas en una pendiente del suelo y cerradas con pieles de animales, que atrapaban el calor en su interior. Estas saunas se convirtieron en una piedra angular social y cultural. Hoy en día, no necesitamos recurrir a una sucia cueva excavada en una colina. En su lugar, tenemos saunas de infrarrojos, que utilizan luz infrarroja para penetrar la barrera cutánea del cuerpo y elevar la temperatura central. Esto es distinto de una sauna tradicional, en la que el aire debe calentarse primero, para que pueda calentarte a ti. Debido a estas diferencias, una sauna de infrarrojos se calienta menos, lo que te permite pasar más tiempo dentro cosechando sus beneficios.

Las saunas de infrarrojos suelen emitir infrarrojo lejano, pero el espectro infrarrojo consta de tres longitudes de onda distintas, cada una con sus propias capacidades curativas. El infrarrojo cercano (NIR, por sus siglas en inglés) es el que menos penetra a través de la barrera cutánea para ayudar más a nivel superficial, combatiendo los signos del envejecimiento y ayudando a curar las heridas; el infrarrojo medio (MIR, por sus siglas en inglés) penetra un poco más, y el infrarrojo lejano (FIR, por sus siglas en inglés) penetra más profundamente en el cuerpo. Hoy en día también sabemos que los beneficios de las saunas no son meramente teóricos; por ejemplo, un pequeño estudio con dos participantes demostró que, tras veinte días de uso constante de la sauna de infrarrojos, los participantes con síndrome de fatiga crónica experimentaron una mejora significativa de sus síntomas.[14] Otros estudios han revelado que el uso de la sauna puede favorecer el bienestar mental y la relajación. Por ejemplo, varios estudios indican que las saunas pueden reducir los niveles de cortisol entre un diez y un cuarenta por ciento.[15]

Las saunas son especialmente útiles si no tienes la posibilidad de hacer ejercicio debido a un problema de salud, una limitación física o una lesión. Puedes aprovechar el tiempo de sauna para incorporar los cuatro pasos de la comida metafísica: quietud, suavizar el juicio, establecer intenciones y honrar la comida.

DÍA 12

Crea límites diarios

Ahora bien, no son el tipo de límites que cabría esperar. Estos límites no tienen que ver con las relaciones interpersonales, sino con tu horario diario y los límites internos que te impones a ti mismo. Sigue leyendo para saber exactamente a qué me refiero.

Intestino: deja un espacio entre la cena y el desayuno

El ayuno intermitente tiene fama de ser duro y excesivamente restrictivo, y de estar diseñado exclusivamente para *biohackers* extremos o locos por la salud. Pero, en realidad, es tan fácil como dejar un espacio entre la cena y el desayuno del día siguiente, algo que ya hacemos de forma natural. Para obtener realmente los beneficios del ayuno intermitente, podemos intentar ampliar el número de horas entre la cena y el desayuno hasta al menos doce horas. Esto permite que el cuerpo pase al modo de quema de grasas, ayuda a poner en marcha los mecanismos de reparación del organismo que ayudan a combatir las enfermedades y a mantener las células en plena forma y da un descanso al sistema digestivo. Cuando adopto el hábito del ayuno intermitente, me siento emocionalmente más estable y lúcido, y mi productividad se dispara. Para la tarea intestinal de hoy, intenta dejar al menos doce horas (puedes extenderlo hasta dieciocho) entre la cena y el desayuno. En lugar de levantarte y desayunar a primera hora, prueba con un té o un café solo y espera a ver cuándo tienes hambre. Esta es realmente una de las cosas más sencillas que puedes hacer para mejorar tu salud intestinal, tu salud metabólica y tu salud en general, y no requiere que cambies nada de tu dieta real ni de la cantidad de alimentos que consumes. Si te parece bien, mantén este hábito durante el resto del plan. Tal vez descubras que se convierte en una parte permanente de tu rutina. Recuerda que esto no tiene por qué parecer forzado. Cuando empieces a sentir que te está costando trabajo hacerlo, detente. Se trata de averiguar qué es lo mejor para tu cuerpo y tu vida.

Emociones: olvídate de tu móvil (o al menos tómate un descanso)

Déjame que te haga una pregunta: ¿alguna vez sientes que pasas el día medio ausente, agotado e incapaz de centrarte en la tarea que tienes entre manos? Si tu respuesta es sí, todo lo que puedo decir es... que a mí me pasa lo mismo. Gran parte de ello se debe a nuestros móviles, que se han vuelto tan sofisticados y cómodos que tenemos más contenido, más distracciones y más información de los que podríamos leer o ver en mil vidas justo en nuestras manos a todas horas del día. Para muchos son como una droga que provoca un comportamiento compulsivo y adictivo. Los estudios demuestran que los teléfonos inteligentes están alterando la configuración de nuestros cerebros y que han disminuido nuestra memoria y nuestra capacidad de atención, y aumentado nuestra ansiedad. Casi todos los seres humanos de la Tierra tienen un teléfono inteligente al alcance de la mano prácticamente a todas horas. Por increíble que parezca, los estadounidenses consultan sus teléfonos noventa y seis veces al día, es decir, una vez cada diez minutos. En muy poco tiempo, nos hemos encontrado enganchados a la misma droga, mirando sin cesar pantallas llenas de contenidos que inducen al FOMO. Piénsalo bien, es como una pareja en una cita romántica, pero ambos mirando sus teléfonos, o unos padres embelesados por sus pantallas mientras sus pequeños reclaman su atención. Mires donde mires, encontrarás a alguien perdido en una distracción *online*. De nuevo, que algo sea habitual no significa que sea aceptable. La tecnología no es del todo mala, pero debemos ponerle límites cada día para mantenernos cuerdos y dar espacio a nuestro cerebro. Aquí te muestro algunas opciones:

• Guarda el móvil en una cesta cuando estés en casa, úsalo solo cuando lo necesites para hacer o recibir una llamada y déjalo allí hasta que salgas por la puerta.

- Pon el teléfono en silencio. Préstate atención a ti mismo, como mínimo, la mitad de veces que se la prestas a las redes sociales.
- Desactiva las notificaciones o ponlo en modo avión para no tener la tentación constante de consultarlo. Se lo digo siempre a mis pacientes: apagar las notificaciones es una forma de autocuidado.
- Plantéate la posibilidad de eliminar de tu teléfono las aplicaciones de redes sociales o, al menos, de limitarlas y desactivar las notificaciones.
- Deja de seguir las cuentas de redes sociales que te depriman. Las redes te hacen sentir que te estás perdiendo algo o que no estás haciendo lo suficiente: que no eres lo bastante popular, lo bastante atractivo, lo bastante querido o no estás lo bastante integrado y, por supuesto, que no estás lo bastante sano o no eres lo bastante feliz. Por el bien de tu salud mental, en lugar de dejarte absorber por un sinfín de contenidos que inducen al FOMO, pon límites razonables a lo que consumes. Por eso hago de mis redes sociales un espacio seguro y positivo, y te animo a que hagas lo mismo.

El objetivo es quererte tanto a ti mismo que ya no necesites que el teléfono te distraiga de estar plenamente presente en tu cuerpo. Encontrarás la curación en el presente, permaneciendo en la quietud. Si tú o quienes te rodean pensáis que pasáis demasiado tiempo con el teléfono, os animo a hacer esta desintoxicación digital. Desconecta para reconectar. Sumérgete en conversaciones con tus seres queridos, juega más con tus mascotas, medita. Simplifica y desestresa tu vida. Los límites son medicinales, no solo con las personas, sino también con los alimentos que no te corresponden y con la tecnología.

DÍA 13

No olvides el H_2O

El agua, como la luz del sol, es una necesidad humana básica que a menudo olvidamos. El agua es probablemente nuestra mayor herramienta de bienestar, pero muchos —incluso los más concienciados con la salud— nos olvidamos de beber suficiente. A veces también olvidamos lo reparador y curativo que puede ser el baño y por qué, como seres humanos, ansiamos tanto estar en el agua. ¿Recuerdas cuando dije que este plan consistía en cosas sencillas que tienen un gran impacto? Hoy es el ejemplo perfecto de ello.

Intestino: controla tu ingesta de agua

Siempre se habla de beber ocho vasos de agua al día. Muchos oímos esa cifra y pensamos: «Eh, eso es lo que yo hago... ¡más o menos!». Cuando se trata del agua, intenta ser un poco más preciso. Anota en tu diario el agua que bebes durante unos días para ver si es tanta como crees. Una forma estupenda de hidratarte más es empezar el día con un gran vaso de agua. Incluso puedes añadir un chorrito de limón fresco para dar un impulso vigorizante a tus células y tus sentidos. No se trata únicamente de la cantidad, sino también del tipo de agua que bebes. Por ejemplo, un estudio descubrió trescientos dieciséis contaminantes en el agua potable de Estados Unidos. La asombrosa cifra de doscientos dos de esos contaminantes carecía de normas de seguridad y se calcula que ciento treinta y dos millones de estadounidenses de cuarenta y cinco estados tienen contaminantes no regulados en el agua corriente.[16] Por eso te recomiendo que te tomes el día de hoy para reflexionar sobre la cantidad y la calidad del agua que bebes. La buena noticia es que hay filtros de agua estupendos para todos los bolsillos. Aquí tienes algunos de los que yo recomiendo:

Clearly Filtered:

Me encantan las jarras y botellas de agua Clearly Filtered. Filtran todos los residuos importantes y, al mismo tiempo, son muy económicas.

El sistema de filtración de agua Berkey o AquaTru:

El sistema de filtración de agua Berkey y AquaTru son dos opciones de sistemas de encimera que requieren poca instalación.

Sistema doméstico de ósmosis inversa:

Si buscas un sistema doméstico de calidad, te recomiendo el sistema doméstico de ósmosis inversa para agua potable bombeada Ultimate Series.

Emociones: relájate en el agua

El agua no solo es curativa cuando la consumimos internamente; también puede ser una gran herramienta externa como parte de una comida metafísica. El ejemplo perfecto de esto es un baño, que es una de las prácticas de bienestar más infravaloradas que existen. Un baño caliente puede consistir en dejar correr el agua, meterte en la bañera y ver Netflix mientras te remojas. Y oye, ¡no hay nada malo en un poco de Netflix! Pero, como alternativa, ¿por qué no convertir tu baño en una comida metafísica infundiéndole plenitud mental? Te recomiendo que dejes a un lado la tecnología, apagues las luces (e incluso utilices velas) y crees un ritual para el baño que sea realmente reparador. El primer paso consiste en ir más allá del agua y el jabón, y añadir sales de Epsom al baño. Estas sales son una de mis formas favoritas de desestresarse y aliviar la tensión. También son una manera estupenda de aportar a tu cuerpo una dosis muy necesaria de magnesio, que a menudo se conoce como el mineral de la relajación o el calmante de la naturaleza.

Las sales de Epsom no son más que sales de sulfato de magnesio, por lo que aportan muchos de los mismos beneficios que el magnesio, del que muchos de nosotros andamos escasos.

Las carencias de magnesio pueden estresar el organismo y contribuir a dolores de cabeza, ansiedad, inquietud y dificultad para dormir. Existen múltiples conexiones misteriosas entre el magnesio y nuestra salud mental, que pueden explicarse por el hecho de que este mineral favorece el sistema nervioso parasimpático y es un cofactor importante en la creación de serotonina y dopamina, dos neurotransmisores que desempeñan un papel muy importante en el estado de ánimo y la relajación.[17] El magnesio también afecta al GABA, el principal neurotransmisor inhibidor del cerebro y diana de los ansiolíticos. Asimismo, los estudios han relacionado los niveles bajos de magnesio con un mayor riesgo de trastornos del estado de ánimo.[18]

La mejor forma de obtener los beneficios del magnesio es tomarlo internamente mediante un suplemento, pero algunas investigaciones sugieren que también puedes conseguir algunos beneficios añadiéndolo a tu baño en forma de sales de Epsom. Se trata de una forma de terapia transdérmica con magnesio que ha ayudado a muchos de mis pacientes con dolor y ansiedad. También recomiendo añadir unas gotas de aceite esencial de lavanda o eucalipto al baño, para activar tu sentido del olfato. Mientras te bañas, respira larga y profundamente y concéntrate en la sensación del agua sobre tu piel y en el olor del aceite esencial. Sigue los cuatro pasos de la comida metafísica (página 159) y observa cómo tu baño se transforma en un ritual de atención plena. Si no tienes bañera, también puedes hacer un baño de pies con magnesio llenando una olla, cubo u otro recipiente con agua caliente y sumergiendo los pies.

RECETA DE BAÑO RELAJANTE

- Llena la bañera con agua templada.
- Añade dos tazas de sales de Epsom y remueve el agua hasta que se disuelvan por completo.
- Añade de cinco a diez gotas de aceite esencial de lavanda o eucalipto.
- Sumérgete durante al menos veinte minutos.

DÍA 14

Deja que el amor te guíe

Una de las consecuencias de una conexión intestinal-emocional disfuncional es la pérdida de amor por la comida. La comida debería ser ilusionante, placentera y algo que celebrar y esperar con entusiasmo. El antídoto para esto es volver a encender esa chispa de amor: amor por ti mismo, amor por la comida, amor por la vida. Las tareas de hoy consisten en sintonizar con lo que amas y dejar que eso te guíe hacia una mejor salud.

Intestino: emociónate con la comida

A menudo veo pacientes que han pasado tanto tiempo preocupándose por lo que deben comer y lo que no, que han perdido toda emoción y pasión por la comida. Esto no está bien. La comida es uno de los grandes placeres de la vida. Por eso hoy quiero que intentes centrarte en un alimento que te guste y que además te haga sentir bien. No solo disfrutas comiéndolo, sino que además sabes que le sienta bien a tu sistema digestivo, eleva tu nivel de energía y te hace sentir verdaderamente nutrido. ¿No estás seguro de qué alimentos son los que te gustan y te sientan realmente bien? Los que oigo con mayor frecuencia son el boniato (batata), el aguacate y la mantequilla de frutos secos.

Ahora, una vez que tengas identificados tus alimentos, piensa en formas de incorporarlos a tu vida para disfrutarlos al máximo. Echa un vistazo a las recetas del capítulo ocho para ver si ese alimento está en alguna de ellas ¡y luego pruébala! Piensa en nuevas formas de incorporar ese alimento a tu rutina diaria. Si necesitas algo de inspiración, echa un vistazo a los aguacates rellenos de ensalada de cangrejo (página 295) y al pudin de chocolate con nata montada de coco (página 289); estas dos recetas me producen una enorme alegría y son ejemplos de cómo una comida rica en nutrientes y libre de estrés puede ser intensamente satisfactoria y saciante. Como suelo decirles a mis pacientes: si comer más sano te hace sentir que te estás perdiendo algo, lo estás haciendo mal. Comer sin estrés puede ayudarte a sentirte nutrido y saciado, y la comida debería ser siempre una fuente de emoción y celebración en nuestras vidas.

Emociones: escríbete una carta de amor

Sé que algunos ya estaréis poniendo los ojos en blanco, ¡pero no bromeo! El amor propio y el aprecio a sí mismo deberían ser el núcleo de todo cambio de estilo de vida o hábito. Así que ¿por qué no te tomas una pausa en mitad del plan intestinal-emocional y elaboras una lista de todo lo que te gusta de ti mismo? Puede ser cualquier cosa, desde la dedicación que prestas a tu hijo hasta el color de tus ojos, pasando por la forma en que ayudas a tus amigos o tu gran capacidad para hablar en público. Si esto te hace sentir fuera de tu zona de confort, de eso se trata. En aras de la vulnerabilidad, yo iré primero:

- Me encanta la forma en que he creado un espacio seguro para que mis hijos puedan hacer el tonto todo lo que les dé la gana, mostrarse vulnerables y ser totalmente ellos mismos.

- Me encanta mi personalidad introvertida. Cuanto mayor me hago, más aprecio el hecho de que sí, me gusta mucho la gente, pero también me encanta mi tiempo a solas. Sentarme en silencio e investigar (eneagrama tipo 5 aquí) durante horas es mi idea de ser feliz.
- Me encanta arriesgarme y exponerme.

Quizá te resulte más fácil pensar en los cumplidos que has recibido en el pasado, de manera que puedes empezar por ahí. Pero con el tiempo me gustaría que fueras capaz de señalar las cosas que te gustan de ti o que te hacen especial sin sentirte cohibido o avergonzado. Tu relación contigo mismo es la más larga y constante de tu vida; más vale que se base en el amor y la admiración.

DÍA 15

Potencia las sustancias químicas de tu cerebro

El cerebro es una red increíblemente compleja de sinapsis, vías y sustancias químicas. Mucha gente cree que lo que ocurre en este órgano está separado de lo que sucede en el resto del cuerpo, pero la verdad es que ambas cosas están íntimamente entretejidas y no es posible aislar una de otra. Esto es contrario a cómo se aborda la salud mental en la medicina convencional, que se centra en los «desequilibrios químicos» causantes de diversos trastornos mentales e ignora en gran medida los factores del estilo de vida que pueden favorecer la salud mental. Así que hoy vamos a hablar de algunas de las medidas que podrías adoptar para potenciar las sustancias químicas de la felicidad de tu cerebro.

Intestino: celébralo con carbohidratos (¡sí, de verdad!)

Como hemos visto antes, los carbohidratos no son nuestros enemigos. No necesitas suprimirlos por completo para llevar una vida más sana; de hecho, tienen algunos beneficios tangibles para el cerebro y el resto del cuerpo, como ayudar a producir serotonina y melatonina. Esto explica por qué muchas personas sienten tristeza y ansiedad o tienen problemas para dormir cuando reducen el consumo de carbohidratos. Si te interesa conocer los entresijos de los hidratos de carbono, consulta mi libro *Ayuno intuitivo*, donde explico en detalle la necesidad de tomar estos nutrientes y sus ciclos. Por hoy, nos centraremos en cómo comer hidratos de forma que te sienten bien. Los carbohidratos saludables son los que también contienen fibra, antioxidantes y otros nutrientes que favorecen la salud y reducen el pico de azúcar en sangre que pueden causar los hidratos de carbono. Hoy intentaremos identificar algunos de los más deliciosos y saludables para incorporar a tu rutina. Si deseas consultar una lista completa de carbohidratos saludables, vuelve a las páginas 128 y siguientes. También puedes ver las siguientes recetas:

- Copos de avena horneados Morning Glory, en la página 236.
- *Risotto* de arroz salvaje con boniato o calabaza y salvia, en la página 281.
- Ensalada cajún de atún con garbanzos, en la página 244.

Emociones: replantéate tu relación con las lágrimas

La escritora y activista Glennon Doyle lo definió magistralmente con sus palabras: «Llorar es bueno. Es un bautismo orgánico. Nos sumergimos para volver a resurgir». ¿A quién no le sienta bien un buen llanto? Me refiero a la liberación emocional que supone llorar. Llorar puede ser uno de tus mejores mecanismos para aliviarte. Los investigadores han descubierto que llorar activa el sistema nervioso parasimpático y que intentar reprimir el llanto y las emociones está relacionado con un sistema inmunitario deteriorado, enfermedades cardiovasculares, hipertensión, estrés, ansiedad y depresión.[19] Las lágrimas emocionales expulsan las hormonas del estrés de nuestro sistema. De hecho, los estudios demuestran que el llanto libera oxitocina y opioides endógenos, también conocidos como *endorfinas*. Estas sustancias químicas que nos hacen sentir bien nos ayudan a calmar el dolor físico y emocional, y son una forma de aliviarnos.

Otras investigaciones han demostrado que llorar puede reducir la inflamación y que «quienes lloran gestionan mejor el estrés psicológico», según un estudio publicado en una revista llamada *The Ocular Surface*.[20] Llorar tiene unos beneficios tan asombrosos que los japoneses incluso han desarrollado una terapia del llanto, llamada *rui katsu*, que significa literalmente 'buscar las lágrimas'. Esta práctica consiste en eventos diseñados específicamente para que la gente se reúna a llorar: ¡sí, es cierto! Los participantes forman grupos para ver contenidos con una fuerte carga sentimental y juntos descargan esas emociones acumuladas de sus cuerpos y mentes. No digo que tengas que pasarte el día entero llorando a moco tendido, pero este es un buen día para reconsiderar tu relación con el llanto y pensar en formas de ser más amable contigo mismo y más acogedor con tus lágrimas la próxima vez que aparezcan. También podrías hacerlo extensivo a tu familia y a tu grupo de amigos. ¿Por qué no os reunís para ver una película lacrimógena o un documental conmovedor y os permitís ser testigos de la emoción de los demás? Puede que sientas la tentación de ocultar tus lágrimas o apartarte, pero te animo a que aceptes el llanto como lo que es: no algo de lo que avergonzarte o un signo de debilidad, sino algo increíblemente curativo que puede convertirte en una persona más feliz y con mayor capacidad de recuperación emocional.

DÍA 16

Deja de nadar a contracorriente

Muchos sabéis que llevar un estilo de vida saludable puede ser como nadar a todas horas contra la corriente. Pasas tanto tiempo prestando atención al bombardeo de consejos para la salud que te olvidas de sintonizar contigo mismo y escuchar lo que te gusta y lo que no te gusta, lo que quieres y lo que necesitas. Hoy se trata de hacer las cosas un poco más fáciles y volver a conectar con tu instinto.

Intestino: analiza más detenidamente lo «saludable»

La tarea de hoy consiste en abrir tus armarios y despensas para examinar más de cerca algunos de los alimentos envasados que consumes, especialmente los que crees que son sanos. Probablemente no haga falta que te lo diga, pero eso no es ninguna garantía de que realmente lo sean. Y una de las mejores formas de hacerte la vida más fácil es asegurarte de que tus esfuerzos por comer sano no se quedan en nada. Por eso te pido que busques en tu despensa, sobre todo en los alimentos que comes habitualmente, palabras como *natural* y envases que den a entender que el contenido es sano sin incluir ningún detalle concreto. ¿Por qué? Porque algunos alimentos comunes solo se disfrazan de sanos, ecológicos y bajos en azúcar. Aquí tienes algunos alimentos concretos a los que debes prestar atención:

- Aderezos para ensaladas.
- Proteínas en polvo.

- Yogures.
- Cereales.
- Copos de avena.
- Alimentos envasados sin gluten.
- Galletas saladas.
- Alimentos veganos procesados.
- Alternativas no lácteas a los productos lácteos, como quesos y yogures.

Cuando hagas la compra, no te fijes únicamente en la etiqueta frontal, sino también en la información nutricional de la parte posterior. En particular, comprueba el contenido de azúcar en la etiqueta nutricional y los ingredientes que aparecen en la lista. ¿Hay palabras en la lista que ni siquiera puedes pronunciar? ¿Hay más de unos cuantos gramos de azúcares añadidos por ración? ¿Contiene aceites hidrogenados? Si las respuestas a estas preguntas son afirmativas, plantéate probar otras opciones.

Emociones: cuando algo es sano, pero no te gusta nada...

Déjame hacerte una pregunta: si haces algo porque es saludable, pero lo aborreces, ¿crees que es de verdad tan saludable? Hoy quiero darte permiso para que pienses en todo aquello que haces por tu salud y que en realidad te desagrada. Limítate a una o dos cosas y pregúntate: «¿Puedo dejar de hacerlas?». Por ejemplo, si te desagrada caminar después de cenar, ¿podrías hacer una clase de baile de veinte minutos en su lugar? Si te repugna tomarte un batido verde por la mañana, ¿podrías prepararte una tortilla rica en verduras? Es normal estancarse en estos patrones de obligarnos a hacer cosas que hemos etiquetado como saludables. Pero si refunfuñas y te pasas el día temiendo que llegue el momento de hacerlas, ya no estoy tan seguro de que sean sanas. Y la ciencia estaría de acuerdo con esto. Uno de mis ejemplos favoritos es el de una paciente que salía corriendo de la consulta para cambiarse de ropa, ir al gimnasio y montar en la bicicleta estática durante cuarenta y cinco minutos antes de tomar el autobús para volver a casa. Esto no le gustaba lo más mínimo, y lo hacía a diario. Un día llegó a la puerta del gimnasio y no fue capaz de entrar. En lugar de eso, caminó los cuarenta y cinco minutos casi exactos hasta volver a su casa. Le encantó. Llamó a su madre, vio barrios que no había visto y descubrió un lugar nuevo. Le encantaba observar a la gente y la sensación de relajación que le producía pasear por la calle, dejando que sus pensamientos vagaran. ¡Qué ejemplo tan perfecto de alguien que dice no a lo que no le sirve! Es una decisión contundente, y si puedes hacer algo así en tu propia vida, ¡te irá mejor!

DÍA 17

Conecta con la naturaleza

En el capítulo dos hablamos de la importancia de activar el sistema nervioso parasimpático y devolver al cuerpo a un maravilloso estado de calma. Hoy veremos dos formas de hacerlo, y ambas implican aprovechar las propiedades calmantes innatas de la naturaleza.

Intestino: conviértete en un entusiasta de las infusiones

Si me conoces, sabrás que me encanta hablar de las infusiones. Son una forma excelente de conectar con la naturaleza. Si lo piensas, es bastante increíble que la tierra nos proporcione tantos ingredientes sabrosos y extraordinarios para preparar y disfrutar. Una taza de té es una oportunidad perfecta para atender la conexión intestinal-emocional y transformar lo más sencillo y cotidiano en una meditación. Basta con mirar algunos de los increíbles beneficios asociados a las siguientes infusiones:

ESTRÉS Y ANSIEDAD
- Manzanilla.
- Pasiflora.
- *Kava*.

SALUD INTESTINAL
- Regaliz.
- Menta piperita.
- Olmo resbaladizo.
- Raíz de malvavisco.

INFLAMACIÓN
- Hoja de ortiga.
- Jengibre.
- Rosa mosqueta.
- Té verde/negro/blanco.

Hoy piensa en formas de incorporar las infusiones a tu rutina habitual. ¿Podrías sustituir una taza de café al día por un té? ¿Podrías reemplazar el postre ocasional por una taza de manzanilla? Hay infinitas formas de incorporar las infusiones a tu vida y, posiblemente, de obtener algunos de los beneficios para la salud que conllevan.

Emociones: sumérgete en la naturaleza

Ralph Waldo Emerson dijo una vez: «Adopta el ritmo de la naturaleza: su secreto es la paciencia». Siempre que hablo con mis pacientes sobre comidas metafísicas, saco a colación el «baño de bosque». Hace tiempo que me fascina la investigación sobre el *shin-rinyoku* (*shinrin* es 'bosque' en japonés; *yoku* es 'baño') y cómo puede utilizarse esta práctica en nuestra vida cotidiana. Porque, aunque darse un baño de bosque pueda sonar a algo que se hace en un costoso retiro de bienestar, en realidad no es más que otra expresión para conectar con la naturaleza, que es algo que la mayoría de nosotros podemos hacer todos los días, ¡y gratis! El baño de bosque consiste en sumergir nuestros sentidos en las imágenes, sonidos y olores tan relajantes del mundo natural, convirtiendo la naturaleza en una meditación. Al abrir nuestros sentidos, el baño de bosque tiende un puente entre nosotros y el mundo natural. Sintonizar con la naturaleza es extremadamente curativo.

La intuición, los médicos y los estudios nos dicen que la naturaleza es curativa. Las investigaciones revelan que puede reducir las hormonas del estrés, la frecuencia cardiaca, la tensión arterial y los niveles de inflamación, y es capaz de mejorar numerosos biomarcadores de la salud humana, como la recuperación de enfermedades y el bienestar general. Un estudio publicado en Estados Unidos demostró que el baño de bosque conducía a una mayor creatividad y a una mejor resolución de problemas.[21] Otros estudios han revelado que esta práctica disminuía los niveles de estrés y la frecuencia cardiaca; provocaba menos dolor y depresión; aumentaba la felicidad, la salud y el bienestar, e incluso mejoraba la cognición.[22] ¿Recuerdas cuando vimos la teoría polivagal y la activación simpática crónica? Pues bien, el baño de bosque ejerce un marcado efecto sobre la actividad del sistema nervioso autónomo, calma la activación simpática y mejora nuestro estado mental y físico. Un estudio fascinante incluyó una sesión de baño de bosque de un día de duración en ciento cincuenta y cinco adultos, el treinta y siete por ciento de los cuales tenía tendencias depresivas. Tras la sesión de baño de bosque, quienes tenían tendencias depresivas mostraron una mejora significativamente mayor en las puntuaciones del estado de ánimo y en muchos casos estas puntuaciones fueron parecidas a las de quienes no tenían esas tendencias.[23]

Entonces, ¿qué hace que la naturaleza sea tan curativa? El secreto puede residir en parte en los llamados *fitoncidas*, que son compuestos orgánicos antimicrobianos derivados de las plantas. Está bien documentado que la inhalación de fitoncidas favorece el aumento del número de células inmunitarias del organismo, lo que explicaría los resultados de un estudio que mostraba cómo un baño de bosque provocaba un aumento de la actividad de las células asesinas naturales (un tipo de glóbulo blanco que ataca las células tumorales y las infectadas por virus).[24] Y lo que es aún más interesante, los datos mostraban que el incremento de la actividad duraba más de treinta días después de la excursión. Los beneficios de los baños de bosque también pueden residir en el hecho de que muchos carecemos de exposición a la naturaleza en general. Las investigaciones demuestran que en 2050 el sesenta y seis por ciento de la población mundial vivirá probablemente en ciudades, y el estadounidense medio pasa el noventa y tres por ciento de su tiempo en espacios cerrados.[25] Te recomiendo empezar con un paseo por la zona natural más cercana a ti, ya sea tu patio trasero, un parque cercano o un jardín comunitario. Los bosques son cargadores inalámbricos de energía para los seres humanos.

Y lo mejor de todo es que no hace falta caminar quince kilómetros por la naturaleza salvaje ni acampar la noche entera para aprovechar las propiedades calmantes y curativas de la naturaleza. Yo simplemente intento pasar algún tiempo en la naturaleza todos los días, aunque sea dando un paseo de quince minutos sin teléfono, música ni otras distracciones de ningún tipo. También puedes llevar elementos del baño de bosque a tu casa. Prueba a escuchar música relajante que incorpore el sonido de la lluvia, las olas rompiendo o el piar de los pájaros. Toma infusiones con menta fresca o jengibre, o llena tu casa de plantas. Incluso te sugiero que decores tu casa con tonos terrosos naturales como la madera, el ratán y el lino. Por último, puedes utilizar productos de belleza, de limpieza y de baño impregnados de auténticos aromas naturales, como eucalipto, enebro y abeto.

DÍA 18

Toma lo que necesites

Ser humano requiere un mantenimiento constante. No somos máquinas eternas que se encienden y funcionan solas. A veces funcionamos mal, nos ralentizamos o empezamos a hacer ruidos extraños, y no sabemos muy bien qué está pasando. Es muy importante proporcionarles a nuestros cuerpos y a nuestras mentes lo que necesitan para operar lo mejor posible.

Intestino: come hasta saciarte

Lo sé, parece sencillo. Pero no lo es. Tanto si tiendes a restringir las calorías y el tamaño de las raciones como si haces lo contrario y sueles comer en exceso y acabar con una sensación de pesadez durante horas después de una comida, hoy es el día perfecto para experimentar con comer hasta saciarte. En lugar de restringirte o comer en exceso, intenta escuchar a tu cuerpo y dejar que te diga cuándo empezar a comer y cuándo dejar de hacerlo. Ahora bien, sé que este es un terreno complicado y emocional para mucha gente: puede que tengas un historial de trastornos alimentarios o que estés en medio de un proceso de pérdida o ganancia de peso. Si este experimento no te resulta adecuado ahora mismo, déjalo para otro momento. Si crees que puedes tener problemas de resistencia a la leptina o que tus señales de hambre están alteradas, prueba:

- Hamburguesas de cordero al estilo marroquí, en la página 246.
- Chili de alubias negras casero, en la página 278.
- Ensalada de pollo al curri con mango y anacardos en aguacates, en la página 242.

Me encantan estas recetas los días en que tengo mucho apetito y a menudo se las recomiendo a los pacientes que luchan contra el hambre y los antojos constantes.

Emociones: prueba una siesta sagrada

Como hemos aprendido antes, el sueño es clave para la salud y la felicidad. Por eso una de mis comidas metafísicas favoritas es una siesta sagrada por la tarde. No se trata de una siesta de veinte minutos cualquiera en el sofá. Es un auténtico ritual de siesta sagrada en toda regla que le infundirá a tu día algo de paz y calma. En este capítulo hemos hablado mucho de lo importante que es dar espacio a la mente para restablecer la conexión intestinal-emocional. Pues bien, una forma estupenda de dar descanso a tu mente es, valga la redundancia, tomarte un descanso. Las siestas son una forma excelente de pulsar el botón de reinicio de tu día y permitirte un tiempo para recargarte. Las respiraciones profundas y el sueño tranquilo son como pequeñas cartas de amor que le envías a tu cuerpo.

Las investigaciones demuestran que las siestas pueden mejorar el tiempo de reacción, el razonamiento lógico y el estado de ánimo.[26] En un estudio, los participantes que durmieron una siesta a mediodía eran menos impulsivos y tenían una mayor tolerancia a la frustración que quienes aprovecharon el descanso para ver un documental.[27] La siesta puede ayudarnos con el aprendizaje y el procesamiento de la memoria, igual que una noche de sueño. Los estudios han demostrado que una siesta produce un mejor rendimiento cognitivo que una taza de café. Siestas tan breves como las de quince minutos pueden ayudar a reducir el estrés y la tensión.[28] Aunque solo te tumbes y cierres los ojos durante veinte minutos, puedes aliviar una mente acelerada y regalarte unos minutos para respirar.

DÍA 19

Mantente en movimiento

El movimiento físico es una de las medidas más importantes que puedes implementar para favorecer tu salud en general, pero no se limita solo al ejercicio. El movimiento de tu sistema digestivo —y más concretamente, tus movimientos intestinales— también es una parte clave de tu salud. Hoy centraremos nuestra atención en estos dos tipos de movimiento.

Intestino: pon las cosas en movimiento

Muchos pasamos por alto la gran importancia de la fibra, así que hoy vamos a examinar más detenidamente este fabuloso nutriente. En el capítulo cinco aprendimos que la fibra se encuentra en grandes cantidades en los alimentos vegetales, como las frutas y verduras frescas, así como las semillas, los cereales y las legumbres. Al finalizar el plan intestinal-emocional de 21 días, me gustaría que prestaras atención a la fibra y pensaras en las mejores fuentes de fibra de tu alimentación habitual. Después, haz hoy un seguimiento de tu ingesta de fibra para averiguar si estás cerca de alcanzar la dosis diaria ideal:

- **Mujeres:** de 21 a 25 gramos de fibra al día.
- **Hombres:** de 30 a 38 gramos de fibra al día.

Intestino y sentimientos

Podrías alcanzar fácilmente los 30 gramos de fibra consumiendo, por ejemplo, una taza de frambuesas (8 gramos), una taza de lentejas (13 gramos) y una taza de avena que se haya dejado en remojo durante la noche (16,5 gramos). Añade algunas otras frutas y verduras, y habrás alcanzado fácilmente tu objetivo diario de fibra para poder evacuar con normalidad (una o dos «serpientes» al día, como les digo a mis pacientes).

Si buscas formas de consumir más fibra, prueba la ensalada de col rizada con vinagreta de pistachos de la página 286 o la tortita de almendra con fruta asada al sirope de arce de la página 227. Son opciones ricas en fibra que te ayudarán a mantener la digestión en movimiento y te proporcionarán todos los demás beneficios que sabemos que aporta la fibra, como ayudar a desintoxicar, equilibrar el azúcar en sangre y combatir el hambre y los antojos.

Emociones: sudar la gota gorda

El ejercicio es uno de los mejores ansiolíticos y antidepresivos del mundo. De hecho, un estudio analizó a ciento veintisiete personas deprimidas que no habían respondido a los *inhibidores selectivos de la recaptación de serotonina* (ISRS, el tipo más común de medicación antidepresiva) y descubrió que el ejercicio ayudó al treinta por ciento de ellas a entrar en remisión, lo que en realidad es un resultado mejor que el de los fármacos por sí mismos.[29] Sorprendente, ¿verdad? Más increíble aún es el hecho de que muy pocos médicos recomiendan el ejercicio a sus pacientes con problemas de salud mental. Aunque no padezcas ningún trastorno mental, el ejercicio te hace sentir más ligero, confiado y optimista. Hoy te reto a que hagas treinta minutos de ejercicio y luego reflexiones sobre cómo sientes el cuerpo y la mente antes y después. Si no estás seguro de qué tipo de ejercicio, aquí tienes algunas ideas sencillas que no requieren ningún equipamiento:

220

- Caminar.
- Un entrenamiento en intervalos de alta intensidad (HIIT* por sus siglas en inglés) sin equipamiento (puedes buscarlos en Internet y encontrar cientos de resultados).
- Subir y bajar escaleras.

Antes de hacer ejercicio, en una escala del 1 al 10 (siendo 1 lo mejor y 10 lo peor), valora tu nivel de lo siguiente:

- Estrés psicológico.
- Tensión física.
- Bienestar general.

Utilizando la misma escala (1 es lo mejor y 10 lo peor), escribe cualquier síntoma físico o psicológico que puedas sentir. Por ejemplo, podrías decir algo como esto:

- Nivel de ansiedad: 6
- Dolor de cabeza: 3
- Dolor lumbar: 5

Aproximadamente una hora después de hacer ejercicio, vuelve y valóralo todo de nuevo para ver cómo han cambiado las cosas. Puede que te sorprenda cuánto mejoran tus puntuaciones.

---

* N. del T.: *High Intensity Interval Training.*

DÍA 20

Déjate guiar por tus sentimientos

En la primera página de la introducción (página 15), hablé de los antiguos orígenes de las corazonadas. Todos tenemos una intuición que es más inteligente de lo que creemos, y gran parte de este libro se ha centrado en desacelerarnos para escuchar lo que esa pequeña voz tiene que decirnos.

Intestino: abandona las dietas y encuentra los alimentos que te hagan sentir bien

En lo referente a comer sano, si tengo alguna certeza es la de que ninguna dieta es saludable para todo el mundo. Esto causa confusión y frustración a muchos de mis pacientes y contribuye a los problemas de salud y al estrés. Afortunadamente, una vez que aprendemos a tomarnos las cosas con más calma y a volver al momento presente, podemos centrar nuestra atención en lo que comemos. Vivimos en un mundo ajetreado y caótico, pero el simple hecho de desacelerar puede ayudarnos a reflexionar sobre los alimentos que nos hacen sentir bien o no. Así que hoy tómate un tiempo después de comer para pensar sobre cómo te hacen sentir los alimentos que has comido. Luego empieza a llevar un registro mental o físico de los alimentos que te sientan bien y de los que reducen tus niveles de energía y te causan problemas intestinales. Muy pronto, gravitarás de forma natural hacia los que te hacen sentir bien y dejarás los otros para consumirlos con moderación, a menudo únicamente en ocasiones especiales.

Emociones: céntrate en la sensación

En su libro *Hábitos atómicos*, James Clear dice que el verdadero secreto para conseguir tus objetivos es centrarte no en los hábitos en sí, sino en el tipo de persona que quieres ser. ¿Quieres ser el tipo de persona que invierte en su forma física? ¿Quieres ser el tipo de persona que hace con confianza una presentación en el trabajo? ¿Quieres ser el tipo de persona que lee todos los días? Si te centras en quién quieres ser en lugar de en lo que quieres hacer, te resultará mucho más fácil cultivar los hábitos que te lleven a ese punto. Hoy, tómate un tiempo para pensar en la persona que quieres ser y en los hábitos que esa persona podría mantener.

DÍA 21

Tómate tiempo para reflexionar

¡Enhorabuena! Has llegado al último día del plan intestinal-emocional. Espero que, llegados a este punto, no te sientas aliviado ni agotado, sino revitalizado e inspirado para poner en práctica algunas de las cosas que has aprendido o que has intentado incluir en tu rutina habitual. Hoy vamos a tomarnos un tiempo para reflexionar sobre los últimos veinte días y encontrar cosas que de verdad hayan resonado contigo.

Intestino: ¿qué te dicen las tripas?

En los últimos veinte días hemos tratado veinte formas distintas de cuidar tu intestino y tu mente. Déjame preguntarte lo siguiente: ¿qué días fueron tus favoritos? Tómate un tiempo para pensar y, después, saca tu cuaderno y anota tres cosas sobre el intestino que hayan resonado en ti. Tal vez sean comer menos azúcar, consumir más proteínas o hacer ayuno intermitente durante catorce horas la mayoría de las noches. Tal vez debas centrarte en tomar más sopas y guisos, comer con atención o seguir una rutina de belleza sin toxinas. Lo que te parezca menos arduo y más adecuado, eso es lo que quiero que incorpores a tu vida cotidiana. Este plan consiste en explorar y reflexionar, así que dedica el día de hoy a sintonizar con tu intuición para ver qué has aprendido y qué prácticas podrían convertirse en algo que introduzcas en tu rutina habitual.

Emociones: imagina una historia verdadera y hermosa

Todos tenemos cosas en nuestra vida a las que nos aferramos a pesar de saber que no son lo mejor para nuestra salud física o mental. ¿Hay algún pensamiento o creencia tóxicos de los que no logras deshacerte? Puede que sea algo que has creído sobre ti desde que eras un niño o alguna crítica que te hicieron en un momento de ira. ¿Hay alguna persona en tu vida con la que sabes que deberías establecer límites más firmes? ¿Tienes algún hábito del que aún no te has desprendido o un alimento que sigues comiendo, aunque no te sienten bien? Sea lo que sea, hoy es el día de prestar atención a cómo te sientes con todo esto e incluso de encontrar otra forma de verlo. Trata de imaginar la versión más auténtica y hermosa de tu vida. ¿Qué aspecto tendría? ¿Hay aspectos en los que te comportas como si fueras un ser insignificante? Pon por escrito esta versión y presta atención a lo que sientes, no solo en tu mente, sino también en tu cuerpo.

CAPÍTULO 8

La comida como medicina y meditación: las recetas

C omo aprendimos en el capítulo cinco, los fundamentos de una dieta sin estrés son una gama diversa y colorida de verduras y frutas, grasas y proteínas estabilizadoras, y algunos carbohidratos complejos para mantenerte saciado sin llevar tus niveles de azúcar en sangre a una especie de montaña rusa. La otra cara de la moneda es ser consciente de las propiedades perjudiciales de alimentos y sustancias como el alcohol, los carbohidratos refinados y los azúcares añadidos. Esto no quiere decir que no debas probar nunca estos alimentos y sustancias, aunque lo ideal es que tus hábitos y tu rutina diaria te permitan comerlos solo en ocasiones.

Aparte de eso, céntrate en comer lo que te gusta, en disfrutar de la diversidad de alimentos de nuestro planeta y en nutrir tu cuerpo, que tanto hace por ti. Las recetas de este capítulo pretenden precisamente eso: son sencillas y naturales. Estas comidas deberían facilitarte la tarea de alimentarte con los ingredientes y nutrientes que favorecen una conexión intestinal-emocional saludable y te ayudan a mantener la calma y los pies en la tierra. Asimismo, te proporcionan la energía y el ánimo necesarios para afrontar la jornada. Se trata de alimentos que, además de ser medicinales, refuerzan tu sistema parasimpático (el que te permite descansar, digerir y recuperarte) mediante la práctica de la alimentación consciente. Come más despacio, mastica bien los alimentos y no te precipites. Elimina las distracciones, deja el móvil fuera de la mesa o apaga el televisor. Al centrarte en cómo te hace sentir la comida y practicar la gratitud por ella, te volverás más consciente de aquellos alimentos que le gustan a tu cuerpo y que, además, le sientan estupendamente. También aprenderás a dejar de comer en el momento en que estés nutrido y saciado.

Estoy muy orgulloso de las recetas de las páginas siguientes; son bastante flexibles y ofrecen muchas oportunidades para que puedas escoger tu combinación favorita. Te animo a que experimentes con algunas de las que verás en este capítulo. Nunca se sabe lo que puede convertirse en un plato básico semanal o incluso diario.

DESAYUNO

Tortita* de almendra con fruta asada al sirope de arce

4 raciones

PREPARACIÓN: 15 MINUTOS
HORNEADO: 30 MINUTOS

PARA LA FRUTA ASADA

2 tazas de fruta fresca o congelada
  sin azúcar añadido en rodajas
  (como frambuesas, cerezas,
  melocotones, arándanos, moras,
  piña)

2 cucharadas de sirope de arce puro
Yogur de coco sin azúcar para servir,
  si lo deseas

PARA LA TORTITA

¼ de taza de *ghee*
1 taza de leche de almendras
¾ de taza de harina de avena sin
  gluten o de harina común sin
  gluten

4 huevos grandes
2 cucharadas de sirope de arce puro
¼ de cucharadita de sal marina fina

1. Precalienta el horno a 218 °C. Para la tortita, pon el *ghee* en una fuente redonda de cristal para tartas de unos 23 centímetros y caliéntala en el horno para derretir el *ghee*. Mientras tanto, bate la leche de almendras, la harina de avena, los huevos, el sirope de arce y la sal en un bol grande. Saca la fuente caliente del horno, vierte con cuidado la masa en ella (no la remuevas en el *ghee*) y vuelve a meterla con cuidado en el horno. Hornea la tortita hasta que esté dorada e hinchada, de quince a veinte minutos.

2. Mientras tanto, pon la fruta en una segunda fuente apta para el horno y mézclala con dos cucharadas de sirope de arce. Hornea

---

* N. de. T.: *Puff pancake.*

la fruta junto con la tortita hasta que esté caliente y burbujeante, unos quince minutos (un poco más si la fruta está congelada).

3. Corta inmediatamente la tortita en cuatro trozos y colócalos en los platos. Cubre con parte de la fruta horneada con sirope de arce y un poco de yogur, si lo deseas.

Tostadas de boniato con aguacate

4 raciones

PREPARACIÓN: 25 MINUTOS
HORNEADO: 15 MINUTOS
COCCIÓN: 5 MINUTOS

2 boniatos grandes

2 cucharadas de aceite de coco derretido

Sal marina fina y pimienta negra recién molida

2 aguacates pequeños maduros, partidos por la mitad, sin hueso, pelados y cortados en rodajas finas

1 cucharada de zumo fresco de limón o lima

2 cucharadas de aceite de oliva

4 huevos grandes

ADEREZOS SURTIDOS

(OPCIONALES; SI LOS USAS, ELIGE UN CONJUNTO)

Salmón ahumado, cebolla roja en rodajas, alcaparras escurridas y condimento Everything Bagel

Rábanos en rodajas finas, mango maduro en rodajas finas o piña fresca, zumo de lima y condimento tajín

Tomates maduros cortados en rodajas finas, alubias negras cocidas, jalapeños frescos cortados en rodajas, cilantro fresco picado y zumo de lima

1. Precalienta el horno a 218 °C. Forra una bandeja de horno con papel pergamino. Corta los boniatos longitudinalmente

en «tostadas» de 1,3 centímetros de grosor aproximadamente. Colócalos en la bandeja; úntalos por ambos lados con aceite de coco derretido y sazónalos al gusto con sal y pimienta. Asa los boniatos hasta que estén tiernos, unos quince minutos. Sácalos del horno y tápalos para mantenerlos calientes.

2. Mientras tanto, tritura los aguacates con el zumo de limón y salpiméntalos en un bol pequeño; resérvalos. En una sartén antiadherente, calienta el aceite de oliva a fuego medio-alto. Casca los huevos y viértelos sobre la sartén; sazónalos con sal y pimienta. Cocínalos al punto deseado, unos cinco minutos para que las yemas queden líquidas.

3. Unta las tostadas de boniato con puré de aguacate, cúbrelas con un huevo y añade los ingredientes opcionales, si lo deseas.

Muffins de quiche de brócoli y salchicha de pavo

4 raciones

PREPARACIÓN: 15 MINUTOS
COCCIÓN: 10 MINUTOS
HORNEADO: 30 MINUTOS

PARA LA SALCHICHA

115 gramos de pavo picado
1 diente de ajo, picado
¼ de cucharadita de salvia picada
¼ de cucharadita de hojas de tomillo secas
¼ de cucharadita de hojuelas de pimiento rojo

½ cucharadita de sal marina fina
½ cucharadita de pimienta negra recién molida
1 cucharada de aceite de oliva

PARA LOS MUFFINS

1 taza de ramilletes de brócoli cocido picado

½ taza de queso *cheddar* rallado sin lácteos

5 huevos grandes

½ taza de leche de frutos secos o leche de avena sin gluten

½ cucharadita de sal marina fina

½ cucharadita de pimienta negra recién molida

1. Precalienta el horno a 175 °C. En un bol grande, mezcla con las manos limpias el pavo, el ajo, la salvia, el tomillo, las hojuelas, la sal y la pimienta negra. En una sartén antiadherente, calienta el aceite de oliva a fuego medio-alto. Añade la mezcla de pavo y cocina hasta que desaparezca el color rosado de la carne. Corta la salchicha en trozos pequeños. Retira del fuego y reserva.

2. Para los *muffins*, forra ocho tazas de un molde estándar para magdalenas con moldes de papel de aluminio para *muffins* y rocía ligeramente cada molde con espray antiadherente para cocinar. Reparte uniformemente la salchicha cocida, el brócoli y el queso rallado en los moldes preparados.

3. En un vaso medidor grande, bate los huevos, la leche, la sal y la pimienta. Vierte con cuidado un poco de la mezcla de huevo en cada taza.

4. Hornea los *muffins* de quiche hasta que estén hinchados y cuajados por el centro, unos treinta minutos. Deja enfriar un poco antes de servir.

Consejo: Los *muffins* pueden refrigerarse y también mantenerse congelados hasta un mes. Para recalentarlos, retira el papel de aluminio y caliéntalos en el microondas a alta potencia durante uno o dos minutos o hasta que estén bien calientes.

Patatas bravas con huevos revueltos y verduras

4 raciones

PREPARACIÓN: 30 MINUTOS
COCCIÓN: 20 MINUTOS

PARA LAS PATATAS BRAVAS

2 cucharadas de aceite de oliva

450 gramos de patatas *russet*, peladas y cortadas en dados de un centímetro

1 lata de 400 gramos de tomates cortados en dados, escurridos

4 dientes de ajo en láminas

½ cucharadita de comino molido

½ cucharadita de pimienta roja molida

De 8 a 10 chorritos de salsa picante

Sal gorda

Zumo de limón fresco

Cilantro fresco picado

PARA LOS HUEVOS

8 huevos grandes

Sal gruesa y pimienta recién molida

PARA LAS VERDURAS

2 cucharadas de aceite de oliva

¼ de taza de pimiento rojo picado

¼ de taza de cebolla amarilla picada

3 dientes de ajo picados

½ cucharadita de pimentón ahumado

½ cucharadita de hojas de orégano seco

4 tazas de berza cortada en tiras finas

¼ de taza de agua

Sal gorda y pimienta recién molida al gusto

1. En una sartén antiadherente grande, calienta el aceite de oliva a fuego medio-alto. Añade las patatas en una sola capa y cocínalas, removiendo de vez en cuando, hasta que estén doradas y parcialmente hechas, unos diez minutos.

2. Mientras tanto, tritura los tomates escurridos, el ajo, el comino, la pimienta roja molida y la salsa picante en un robot de cocina hasta que se deshagan un poco los tomates (no los hagas puré). Cuando las patatas estén doradas, añade la mezcla de

tomate y remueve para mezclar. Reduce el fuego a medio-bajo y cocina hasta que las patatas estén tiernas. Mantenlas calientes hasta el momento de servirlas.

3. Mientras se cuecen las patatas, mezcla los huevos en un bol con sal y pimienta al gusto;* reserva los huevos.

4. Para las verduras, en otra sartén antiadherente grande, calienta el aceite de oliva a fuego medio-alto. Añade el pimiento, la cebolla, el ajo, el pimentón y el orégano; cocina hasta que las verduras estén tiernas, unos tres minutos. Añade la berza y el agua a la sartén y cocina, removiendo a menudo, hasta que el líquido se haya evaporado y la berza esté tierna. Sazona con sal y pimienta.

5. Aparta la berza a un lado de la sartén. Añade los huevos y cuécelos, removiendo para formar una mezcla blanda, hasta que cuajen. Sazona con sal y pimienta negra. Rocía las patatas con zumo de limón y espolvorea por encima el cilantro.

Huevos rancheros con huevos escalfados en salsa y chile de alubias negras

4 raciones

PREPARACIÓN: 30 MINUTOS
COCCIÓN: 20 MINUTOS

PARA LA SALSA

2 tomates rojos grandes maduros, picados

1 o 2 jalapeños, sin semillas, picados

2 dientes de ajo picados

¼ de taza de cebolla roja picada

¼ de taza de cebolla verde picada

¼ de taza de cilantro fresco picado

2 cucharadas de zumo de lima fresco

1 cucharadita de hojas de orégano seco

½ cucharadita de sal marina fina

---

* Adaptógeno opcional: media cucharadita de moringa en polvo.

PARA LAS TORTILLAS

8 tortillas de harina de almendra
compradas en la tienda
1 taza de sucedáneo de queso *cheddar*
rallado, sin lácteos
8 huevos grandes

4 tazas de chili con alubias negras
(página 278), calentado
Lechuga romana en rodajas finas,
cilantro fresco picado, jalapeños
en rodajas, aguacate en rodajas, si
lo deseas

1. En un bol grande, mezcla todos los ingredientes de la salsa. Mantenla refrigerada hasta el momento de usarla. (Puede prepararse hasta con un día de antelación).

2. Para las tortillas, precalienta el horno a 175 °C. Coloca las tortillas en una bandeja para hornear forrada con papel pergamino o papel de aluminio y espolvorea sobre cada una un cuarto de taza del sucedáneo de queso rallado. Calienta las tortillas en el horno de ocho a diez minutos para ablandar el queso. Reduce la temperatura del horno a 95 °C para mantener calientes las tortillas hasta el momento de servirlas.

3. En una sartén grande, calienta la salsa a fuego medio-alto hasta que empiece a burbujear en los bordes. Casca y vierte cada huevo en una cazuelita o cuenco y añádelos suavemente a la salsa. Reduce el fuego a medio, tapa la sartén y escalfa los huevos hasta el punto deseado, unos tres minutos para que las yemas estén líquidas.

4. Para servir, pon dos tortillas en cada plato y cubre con tres cuartos de taza de chili de alubias negras caliente. Saca los huevos de la salsa y pon uno encima de cada tortilla; añade más salsa para escalfar encima o alrededor de los huevos y adorna con lechuga, cilantro, jalapeños y/o aguacate, si lo deseas.

Arroz frito para desayunar

4 raciones

PREPARACIÓN: 10 MINUTOS
COCCIÓN: 10 MINUTOS

1 cucharada de aceite de sésamo

2 cucharadas de aceite de oliva virgen extra, divididas

4 cebolletas picadas

1 taza de brócoli finamente picado

½ taza de zanahoria finamente picada

4 tazas de arroz integral cocido del día anterior, a temperatura ambiente

¼ de taza de aminos de coco

1 cucharada de vinagre de arroz

1 cucharada de semillas de sésamo tostadas

¼ de cucharadita de pimienta roja molida

4 huevos grandes

1. En una sartén grande, calienta el aceite de sésamo y una cucharada de aceite de oliva a fuego medio. Añade las cebolletas, el brócoli y las zanahorias, y cocina, removiendo a menudo, durante dos minutos. Incorpora el arroz, los aminos de coco, el vinagre, las semillas de sésamo y la pimienta roja molida.* Cocina, removiendo a menudo, hasta que el arroz esté bien caliente y las verduras se ablanden, unos cinco minutos.

2. Mientras tanto, en una sartén antiadherente grande, calienta la cucharada restante de aceite de oliva a fuego medio. Vierte los huevos en la sartén y cocínalos, tapados, hasta que las claras estén bien hechas y las yemas firmes, pero líquidas, de cuatro a cinco minutos.

3. Reparte el arroz en cuencos poco profundos y pon encima de cada uno un huevo. Rompe la yema sobre el arroz.

---

* Adaptógeno opcional: una cucharadita de raíz de astrágalo en polvo.

Tortitas de boniato y champiñones

4 raciones

PREPARACIÓN: 10 MINUTOS
COCCIÓN: 20 MINUTOS

1 boniato grande (340 gramos), pelado y rallado
½ envase de 140 gramos de champiñones laminados
2 cebolletas, cortadas en rodajas finas
4 cucharadas soperas de aceite de oliva virgen extra o aceite de coco, divididas

2 huevos grandes
⅓ de taza de harina de almendra
1 cucharadita de pimentón ahumado
1 cucharadita de sal gorda
½ cucharadita de pimienta negra
Crema agria de frutos secos o vegetal o yogur natural (opcional)
Bayas frescas

1. Precalienta el horno a 95 °C. En un bol grande, mezcla el boniato, los champiñones y las cebolletas. En una sartén grande, calienta dos cucharadas de aceite a fuego medio-alto. Añade la mezcla de boniato y cocina, removiendo de vez en cuando, hasta que los champiñones hayan soltado el agua, de dos a tres minutos. Retira del fuego y deja enfriar cinco minutos.

2. En el mismo bol, mezcla los huevos, la harina de almendras, el pimentón ahumado, la sal y la pimienta negra. Añade la mezcla de boniato enfriada; remueve hasta que esté bien combinada. En la misma sartén, calienta las dos cucharadas de aceite restante a fuego medio-alto. Por tandas, vierte la masa en una medida de un cuarto de taza en el aceite caliente y cocina hasta que se dore por debajo, unos cinco minutos. Dales la vuelta a las tortitas y cocínalas hasta que se doren por debajo, unos tres minutos más. Pasa las tortitas a una bandeja de horno y mantenlas calientes en el horno mientras cocinas las tortitas restantes.

3. Sirve las tortitas con crema agria, si lo deseas, y bayas frescas aparte.

Copos de avena horneados Morning Glory

4 a 6 raciones

PREPARACIÓN: 20 MINUTOS

HORNEADO: 40 MINUTOS

3 cucharadas de *ghee* o aceite de coco derretido y un poco más para la bandeja del horno

1 huevo grande

2 cucharadas de ralladura de naranja

2 ½ tazas de leche de frutos secos o vegetal y un poco más para servir

¼ de taza de miel o sirope de arce puro

1 cucharadita de extracto de vainilla

1 cucharadita de sal gorda

1 o 2 cucharaditas de canela molida

½ cucharadita de cardamomo molido

2 tazas de avena tradicional sin gluten

1 taza de zanahoria rallada

1 taza de manzana rallada

½ taza de pacanas, nueces o pistachos picados

¼ de taza de coco sin azúcar (opcional)

2 cucharadas de linaza molida

1. Precalienta el horno a 190 °C. Engrasa con *ghee* una fuente de horno de 20 x 20 centímetros.

2. En un bol grande, bate el huevo, la ralladura de naranja, la leche, la miel, el *ghee* derretido, la vainilla, la sal, la canela y el cardamomo.* Añade la avena, la zanahoria, la manzana, las pacanas, el coco (si lo usas) y la linaza. Remueve para combinar. Vierte la mezcla en la fuente de horno preparada.

3. Hornea la avena hasta que esté dorada, unos cuarenta minutos. Deja reposar cinco minutos antes de servir. Rocía las raciones con más leche.

---

* Adaptógeno opcional: una cucharadita de maca en polvo.

Frittata de setas y verduras

4 raciones

PREPARACIÓN: 15 MINUTOS

HORNEADO: 1 MINUTO / COCCIÓN: 10 MINUTOS

2 cucharadas de aceite de oliva virgen extra

1 paquete de 140 gramos de champiñones *shiitake* o champiñones botón cortados en láminas

5 cebollas verdes, cortadas en trozos de 2,5 cm

½ pimiento rojo grande, picado fino

2 dientes de ajo, picados

8 huevos

¼ de taza de leche vegetal

1 cucharadita de pimentón ahumado

½ cucharadita de ralladura de limón

2 cucharadas de levadura nutricional

½ cucharadita de sal gorda

½ cucharadita de pimienta negra gruesa

Hierbas de hoja verde frescas picadas, como albahaca o perejil (puedes usar ambas, si lo deseas)

1. Precalienta el gratinador. En una sartén grande apta para gratinar, calienta el aceite a fuego medio. Añade los champiñones, las cebolletas y el pimiento. Cocina, removiendo a menudo, hasta que las setas estén tiernas, de cuatro a cinco minutos. Añade el ajo y cocina, removiendo, durante un minuto.
2. En un bol mediano, bate los huevos, la leche vegetal, el pimentón ahumado, la ralladura de limón, la levadura nutricional, la sal y la pimienta negra. Vierte los huevos en la sartén sobre la mezcla de champiñones. Cocínalos a fuego medio. Cuando los huevos cuajen, pasa una espátula por el borde de la sartén y levanta los huevos para que la parte no cocida fluya por debajo.
3. Coloca la sartén bajo el gratinador o *grill* del horno a 10 o 13 centímetros de la fuente de calor. Asa durante uno o dos minutos o justo hasta que la parte superior esté cuajada y dorada. Espolvorea con hierbas frescas.

Bol de arroz casero (*congee*)

2 raciones

PREPARACIÓN: 10 MINUTOS
COCCIÓN: 15 MINUTOS

1 cucharada de aceite de coco
1 cucharada de jengibre fresco rallado*
2 cucharaditas de ajo picado
2 tazas de VERDURAS
1 cucharadita de ESPECIAS
1 taza de arroz blanco o integral
   cocido

4 tazas de LÍQUIDO
1 taza de PROTEÍNA
1 o 2 cucharadas de SABORIZANTE
Sal marina fina y pimienta negra
   recién molida al gusto

1. Calienta el aceite en una olla grande a fuego medio-alto. Añade el jengibre y el ajo, las VERDURAS y las ESPECIAS, y cocina, removiendo con frecuencia, hasta que desprendan aroma, unos dos minutos.

2. Incorpora el arroz y el LÍQUIDO y cuece a fuego lento, sin tapar, durante diez minutos.

3. Añade la PROTEÍNA y el SABORIZANTE; deja que hierva a fuego lento y sazona con sal y pimienta. Reparte el *congee* en dos cuencos y termina con los ADEREZOS.

VERDURAS (elige hasta tres): champiñones frescos cortados en láminas finas, guisantes congelados, zanahorias ralladas, boniato rallado, espárragos picados, ramilletes de brócoli, *bok choy* cortado en láminas finas.

---

* O sustitúyelo por un adaptógeno opcional: galanga.

ESPECIAS (elige hasta tres): canela molida o en rama, vainas de anís estrellado, pimienta roja molida, curri en polvo, cúrcuma molida, raíz de regaliz molida.

LÍQUIDO (elige hasta dos): caldo de pollo, caldo de ternera, caldo de verduras, caldo de jengibre y galanga (página 272), caldo de kombu (página 271), leche de coco en conserva.

PROTEÍNA (selecciona una): pollo o pavo cocido desmenuzado, gambas salvajes cocidas peladas y desvenadas, salmón salvaje cocido desmenuzado, huevo cocido blando o duro, tofu extrafuerte cortado en dados.

SABORIZANTES (elige hasta dos): *gochujang*, pasta de chile y ajo, zumo y ralladura de limón, zumo y ralladura de lima, pasta de miso, aminos de coco, salsa picante.

ADEREZOS (elige hasta tres): cebollas verdes en rodajas, chalotas fritas, semillas de sésamo tostadas, espinacas frescas picadas, *kimchi* picado, albahaca fresca picada, cilantro fresco picado, albahaca sagrada/tulsi fresca picada, condimento para panecillos Everything Bagel,* semillas de chía, semillas de lino.

---

* N. del T.: Se trata de una mezcla de semillas y especias para cubrir panecillos (ajo, cebolla, semillas amapola, semillas de sésamo, semillas de alcaravea, sal, avena...).

ALMUERZO

Larb de pollo al estilo tailandés

4 raciones

PREPARACIÓN: 15 MINUTOS
COCCIÓN: 10 MINUTOS

PARA EL *LARB*

2 cucharadas de aminos de coco líquidos

2 cucharadas de zumo de lima fresco

1 cucharada de miel

2 cucharaditas de salsa de pescado

1 chile tailandés pequeño cortado en rodajas finas o ½ chile serrano picado (si utilizas el serrano, quítale las semillas)

Ralladura de 1 lima

2 cucharadas de aceite de coco

¼ de taza de chalota cortada en rodajas finas

2 cucharadas de jengibre fresco pelado y rallado

2 dientes de ajo, picados

450 gramos de carne picada de pollo o pavo (preferiblemente carne oscura)

PARA SERVIR

16 hojas de lechuga Bibb

Hojas de menta fresca

Ramitas de cilantro fresco

Hojas frescas de albahaca sagrada o albahaca tailandesa

Pepino inglés cortado en rodajas finas

Rodajas de lima

1. En un bol pequeño, mezcla los aminos de coco, el zumo de lima, la miel, la salsa de pescado, el chile y la ralladura de lima. Reserva la salsa.

2. En una sartén antiadherente grande, calienta el aceite de coco a fuego medio-alto. Añade la chalota, el jengibre y el ajo; cocínalos hasta que desprendan aroma, unos treinta segundos, y añade el pollo o pavo picado. Sigue cocinando, sin dejar de remover, hasta que quede bien hecho y ya no esté rosado, unos cinco minutos. Desecha el líquido acumulado. A continuación,

añade la salsa reservada y cocina brevemente, removiendo la carne para cubrirla.

3. Para servir, reparte el *larb* en cuatro platos. Rodea cada ración con hojas de lechuga, las hierbas, rodajas de pepino y de lima. Envuelve parte del *larb* en una hoja de lechuga con hierbas y pepino, y rocíalo con lima.

Barquitas de pepino rellenas de ensalada de huevo

4 raciones

PREPARACIÓN: 15 MINUTOS

¾ de taza de mayonesa de aceite de oliva
½ taza de apio finamente picado
¼ de taza de pepinillos encurtidos finamente picados
2 cucharadas de cebollas verdes picadas (partes blanca y verde)
2 cucharadas de mostaza de Dijon
1 cucharada de eneldo fresco picado o ½ cucharadita de eneldo seco

2 cucharaditas de zumo de limón fresco
6 huevos duros grandes, pelados y picados
Sal marina fina y pimienta negra recién molida
2 pepinos ingleses
Salsa picante (opcional)

1. En un bol grande, mezcla la mayonesa, el apio, los pepinillos, la cebolla, la mostaza, el eneldo y el zumo de limón. Añade los huevos e incorpóralos suavemente a la mezcla de mayonesa. Sazona al gusto con sal y pimienta.

2. Corta los extremos de los pepinos, luego pártelos por la mitad transversalmente para obtener cuatro mitades. Corta cada mitad por la mitad longitudinalmente para hacer ocho «barquitas». Con una cuchara pequeña, raspa las semillas para crear

un hueco; vierte un poco de la ensalada de huevo dentro de cada uno de ellos. Antes de servir, sazona con salsa picante, si lo deseas.

Ensalada de pollo al curri con mango y anacardos en aguacates

4 raciones

PREPARACIÓN: 15 MINUTOS

½ taza de mayonesa de aceite de oliva

2 cucharadas de miel

1 cucharada de zumo de lima fresco

½ cucharadita de curri en polvo

½ cucharadita de cúrcuma fresca rallada o ¼ de cucharadita de cúrcuma molida

½ cucharadita de sal gorda

¼ de cucharadita de pimienta de Cayena

2 tazas de pollo picado cocido

1 mango maduro, sin hueso y cortado en dados

½ taza de apio finamente picado

½ taza de anacardos tostados picados

¼ de taza de cebollas verdes cortadas en rodajas finas (partes blanca y verde)

2 cucharadas de cilantro fresco picado

2 aguacates maduros, partidos por la mitad y sin hueso

1. En un bol grande, bate la mayonesa, la miel, el zumo de lima, el curri en polvo, la cúrcuma, la sal y la pimienta de Cayena. Añade el pollo, el mango, el apio, los anacardos, las cebolletas y el cilantro; mézclalos suavemente para cubrirlos con la mezcla de mayonesa.

2. Reparte la ensalada entre las mitades de aguacate.

Wraps de lentejas al curri con salsa de yogur de coco y lima

2 raciones

PREPARACIÓN: 20 MINUTOS
COCCIÓN: 30 MINUTOS

PARA LAS LENTEJAS

1 cucharada de aceite de coco

¼ de taza de cebolla amarilla picada

1 cucharadita de curri en polvo

½ cucharadita de cúrcuma fresca rallada o ¼ de cucharadita de cúrcuma molida

½ jalapeño, sin semillas y picado

1 ½ tazas de caldo de jengibre y galanga (página 272)

½ taza de tomates picados

½ taza de patatas rojas o amarillas cortadas en dados

¼ de taza de lentejas marrones

1 hoja de laurel

1 taza de hojas de espinaca picadas

Sal marina fina al gusto

2 *wraps* a base de huevo, como Egglife, calentados

PARA LA SALSA DE YOGUR

1 taza de hojas y tallos de cilantro fresco

¼ de taza de cebollas verdes cortadas

1 cucharada de zumo de lima fresco

2 cucharaditas de jengibre fresco pelado y rallado

1 cucharadita de miel

¼ de cucharadita de comino molido

Sal marina fina y pimienta de Cayena al gusto

½ taza de yogur natural de coco

1. En una sartén antiadherente, derrite el aceite de coco a fuego medio-alto. Añade la cebolla, el curri en polvo, la cúrcuma y el jalapeño, y cocina, removiendo a menudo, hasta que la cebolla empiece a dorarse, unos siete minutos. Agrega el caldo, los tomates, las patatas, las lentejas y la hoja de laurel. Reduce el fuego a medio-bajo y cuece a fuego lento, sin tapar, hasta que las lentejas estén tiernas, unos veinticinco minutos.

2. En el recipiente de un robot de cocina, mezcla el cilantro, las cebolletas, el zumo de lima, el jengibre, la miel, el comino, la sal y la pimienta de Cayena. Tápalo y procésalo hasta que quede casi suave, parando y raspando los lados según sea necesario. Incorpora la pasta de hierbas y especias al yogur y refrigera hasta el momento de servir.

3. Cuando las lentejas estén cocidas, saca la hoja de laurel. Retíralas del fuego. Añade las espinacas y remueve hasta que se ablanden. Sazona con sal. Reparte las lentejas entre los *wraps* de huevo calentados y enróllalos al estilo burrito. Córtalos por la mitad transversalmente y sírvelos con la salsa de yogur aparte.

Ensalada cajún de atún con garbanzos

4 a 6 raciones

PREPARACIÓN: 15 MINUTOS

½ taza de mayonesa de aceite de oliva
½ taza de apio finamente picado
½ taza de pimiento rojo finamente picado
¼ de taza de cebollas verdes cortadas en rodajas finas (partes blanca y verde)
¼ de taza de perejil fresco de hoja plana picado
2 cucharadas de zumo de limón fresco

1 cucharada de mostaza cajún o mostaza integral
2 cucharaditas de mezcla de condimentos cajún comprada en la tienda
2 latas de 140 gramos de atún blanco envasado en agua, escurrido
1 lata de 425 gramos de garbanzos, escurridos y enjuagados
Hojas de lechuga romana

1. En un bol grande, bate la mayonesa, el apio, el pimiento, la cebolla, el perejil, el zumo de limón, la mostaza y el condimento hasta que se mezclen. Añade el atún y los garbanzos escurridos,

remueve para cubrirlos con la mezcla de mayonesa y desmenuza el pescado en trozos.

2. Para servir, pon la ensalada en hojas de lechuga.

Ensalada de lentejas, hummus y rúcula

4 raciones

PREPARACIÓN: 10 MINUTOS
COCCIÓN: 20 MINUTOS

PARA LA VINAGRETA

⅓ de taza de aceite de oliva virgen extra

2 cucharadas de zumo de limón fresco

1 cucharadita de mostaza de Dijon

1 diente de ajo pequeño, picado

½ cucharadita de sal gorda

¼ de cucharadita de pimienta negra

PARA LA ENSALADA

1 taza de lentejas verdes secas

Un paquete de 140 gramos de rúcula

1 cebolla verde (solo la parte verde), cortada en rodajas finas

½ taza de cilantro fresco picado

2 tazas de hummus comprado (o casero)

2 tazas de pollo desmenuzado (opcional)

1. Para la vinagreta, bate en un bol pequeño el aceite de oliva, el zumo de limón, la mostaza, el ajo, la sal y la pimienta negra. Reserva.

2. En una cacerola grande, cuece las lentejas en agua hirviendo con sal hasta que estén tiernas, de veinte a veinticinco minutos. Escúrrelas y ponlas en un cuenco de gran tamaño. Mientras las lentejas están calientes, añade la vinagreta y remueve para

cubrirlas. Incorpora la rúcula, la cebolla verde y el cilantro; remueve para mezclar.

3. Utiliza cuatro cuencos poco profundos. En cada uno de ellos, unta media taza de hummus. Pon encima la ensalada de lentejas y el pollo, si lo usas.

Hamburguesas de cordero al estilo marroquí

4 raciones

PREPARACIÓN: 10 MINUTOS
COCCIÓN: 10 MINUTOS

⅓ de taza de mayonesa de aceite de oliva o de aguacate
1 cucharada más ½ cucharadita de *ras el hanout**
¼ de cucharadita de ralladura de limón
¼ de taza de chalota picada
2 dientes de ajo picados

2 cucharadas de albahaca fresca picada
2 cucharadas de menta fresca picada
1 cucharadita de sal gorda
700 gramos de cordero picado
4 rodajas de tomate
Verduras cortadas, como remolachas cocidas, zanahorias y/o jícama

1. En un cuenco pequeño, mezcla la mayonesa, media cucharadita de *ras el hanout* y la ralladura de limón. Tápalo y refrigéralo hasta el momento de servir.

2. En un cuenco grande, mezcla la chalota, el ajo, la albahaca, la menta, la sal y la cucharada restante de *ras el hanout*.** Forma cuatro hamburguesas de poco más de 1 cm de grosor.

---

* N. del T.: *Ras el hanout* es una mezcla de especias típicas de Oriente Medio popular en tagines, sopas, platos de arroz y verduras.
** Adaptógeno opcional: una cucharadita de *ginseng*.

3. Asa las hamburguesas, sin tapar, a fuego medio hasta que alcancen 70 °C, dándoles la vuelta una vez a mitad del asado, de diez a doce minutos. (O cocina las hamburguesas en una sartén de asar a fuego medio).

4. Sirve las hamburguesas cubiertas con una rodaja de tomate y la mayonesa sazonada. Acompáñalas con verduras cortadas al lado.

Hash de tempeh

4 raciones

PREPARACIÓN: 30 MINUTOS
COCCIÓN: 20 MINUTOS

2 paquetes de 225 gramos de *tempeh*, cortados en trozos del tamaño de un bocado
½ taza de vinagreta italiana (ver el consejo)
3 cucharadas de aceite de oliva
450 gramos de patatas Yukon Gold pequeñas, cortadas en cuartos
¾ de taza de zanahorias picadas
½ taza de pimiento rojo cortado en dados

½ taza de cebolla picada
1 cucharadita de ralladura de limón
1 cucharadita de cúrcuma
1 cucharadita de sal gorda
½ cucharadita de semillas de comino machacadas
¾ de cucharadita de pimienta negra gruesa
½ cucharadita de pimentón ahumado
2 tazas de verduras tiernas, como col rizada, espinacas o acelgas

1. Coloca una vaporera en una sartén grande; añade agua justo por debajo de la vaporera. Incorpora el *tempeh* a la vaporera y lleva el agua a ebullición. Reduce el fuego a medio-bajo. Tapa y cuece el *tempeh* al vapor durante diez minutos.

2. En una bolsa de plástico con cierre, mezcla el *tempeh* y la vinagreta. Sella la bolsa y dale la vuelta para cubrirlo. Deja marinar

de veinte a treinta minutos. Escurre el *tempeh* y desecha la marinada.

3. En una sartén grande, calienta una cucharada de aceite de oliva. Añade el *tempeh* y cocínalo, removiendo de vez en cuando, hasta que esté bien hecho, de seis a ocho minutos.

4. Mientras tanto, en una sartén extragrande, calienta las dos cucharadas restantes de aceite a fuego medio-alto. Añade las patatas, las zanahorias, el pimiento y la cebolla. Espolvorea con la ralladura de limón, la cúrcuma, la sal, las semillas de comino, la pimienta negra y el pimentón ahumado. Cocina, tapado, removiendo de vez en cuando, hasta que las patatas estén crujientes por fuera y tiernas por dentro y las zanahorias estén tiernas, unos diez minutos. Añade el *tempeh* y remueve para mezclar. Incorpora las verduras y cuece, tapado, hasta que se vuelvan tiernas, unos dos minutos.

Consejo: ¡Utiliza una vinagreta italiana o elabórala tú mismo! En un cuenco pequeño, bate un cuarto de taza de aceite de oliva virgen extra, dos cucharadas de vinagre de vino tinto, una cucharada de condimento italiano seco, dos cucharaditas de mostaza de Dijon, un diente de ajo picado, media cucharadita de sal gorda y un cuarto de cucharadita de pimienta negra.

Ensalada de caballa

4 raciones

PREPARACIÓN: 10 MINUTOS
COCCIÓN: 5 MINUTOS

5 cucharadas de aceite de oliva virgen extra, divididas

1 lata de garbanzos de 425 gramos, enjuagados y secados suavemente con papel de cocina

1 cucharadita de sal gorda, dividida

½ cucharadita de pimienta negra recién molida

¼ de taza de mayonesa de aceite de oliva o de aguacate

2 cucharadas de mostaza de Dijon

2 cucharadas de chalota finamente picada

1 cucharada de zumo de limón fresco

2 latas de 140 gramos de caballa envasada en agua, escurrida y desmenuzada gruesamente

5 o 6 escarolas rojas o verdes, cortadas por la mitad en sentido transversal, separando las hojas

¼ de taza de perejil de hoja plana o 2 cucharadas de estragón finamente picados

1. En una sartén grande, calienta tres cucharadas de aceite de oliva a fuego medio-alto. Añade los garbanzos y cocina, removiendo a menudo, hasta que estén crujientes y dorados, de cinco a ocho minutos. Espolvorea con media cucharadita de sal gorda y la pimienta negra. Deja enfriar.

2. En un cuenco mediano, mezcla la mayonesa, la mostaza, la chalota, el zumo de limón y la media cucharadita de sal gorda restante.* Añade la caballa, los garbanzos, la escarola y el perejil. Rocía con las dos cucharadas restantes de aceite de oliva y remueve para mezclar.

---

* Adaptógeno opcional: media cucharadita de moringa en polvo.

Ensalada mediterránea casera

2 raciones

PREPARACIÓN: 30 MINUTOS

PARA LA VINAGRETA

¼ de taza de zumo de limón fresco o vinagre de vino tinto

2 cucharadas de miel

2 cucharadas de chalota picada

2 cucharaditas de orégano fresco finamente picado

2 cucharaditas de menta fresca finamente picada

2 cucharaditas de perejil fresco finamente picado

1 cucharada de mostaza de Dijon

Sal gorda y pimienta negra recién molida

¼ de taza de aceite de oliva virgen extra

PARA LA ENSALADA

4 tazas de VERDURAS de hojas verdes

1½ tazas de PROTEÍNAS

1 taza de tomates *cherry* cortados por la mitad

½ taza de pepino cortado en rodajas finas

½ taza de pimiento rojo o verde cortado en dados

¼ de taza de aceitunas Kalamata sin hueso, gruesamente picadas

¼ de taza de piñones o nueces tostados y picados

1. En un cuenco pequeño, bate el zumo de limón, la miel, la chalota, las hierbas, la mostaza, la sal y la pimienta negra hasta que se mezclen. Añade poco a poco el aceite de oliva, batiendo constantemente hasta que la vinagreta esté emulsionada. Reserva la vinagreta.

2. En un cuenco grande, mezcla las VERDURAS de hojas verdes, la PROTEÍNA, los tomates, el pepino, el pimiento, las aceitunas y los piñones. Rocía parte de la vinagreta sobre la ensalada y remueve para cubrirla; añade más vinagreta si lo deseas (guarda la sobrante en el frigorífico hasta una semana).

VERDURAS (hasta tres): lechuga romana picada, hojas de rúcula, hojas de espinacas, col cortada en rodajas finas, coles de Bruselas ralladas, mezcla de ensalada de primavera.

PROTEÍNAS (hasta dos): pollo o pavo cocido desmenuzado; filete de ternera o bisonte cocido en lonchas; gambas salvajes cocidas, peladas y desvenadas; salmón salvaje cocido y desmenuzado; atún en lata desmenuzado; garbanzos o alubias negras en lata escurridos; lentejas marinadas (página 282); huevo duro.

CENA

Salmón al horno con ensalada de cítricos

4 raciones

PREPARACIÓN: 25 MINUTOS
HORNEADO: 20 MINUTOS

PARA EL SALMÓN

4 filetes de salmón salvaje de 110 a 170 gramos, frescos o congelados, con piel (descongelados, si están congelados)

½ cucharadita de sal marina fina
¼ de cucharadita de pimienta negra recién molida

PARA LA ENSALADA

1 bulbo de hinojo
1 naranja navel
1 pomelo rosa
½ taza de aceite de oliva virgen extra
Sal marina fina y pimienta negra recién molida

3 tazas de rúcula
1 taza de hojas de perejil de hoja plana
½ taza de cebolla roja cortada en rodajas finas

1. Para el salmón, llena una bandeja de horno con 2,5 centímetros de agua caliente. Mete la bandeja en el horno y caliéntalo a 160 °C. Unta una rejilla para enfriar con espray antiadherente para cocinar. (Asegúrate de que la rejilla pueda colocarse encima de la bandeja de asar sin tocar el agua). Coloca los filetes de salmón en la rejilla, con la piel hacia abajo. Sazónalos con sal y pimienta negra.

2. Coloca la rejilla con el pescado encima de la bandeja de asar. Cocina el salmón al vapor en el horno hasta que se desmenuce fácilmente con un tenedor, de quince a dieciocho minutos.

3. Mientras tanto, para la ensalada de cítricos, recorta los tallos del bulbo de hinojo y corta el bulbo blanco en cuartos. Corta los cuartos en rodajas finas con una mandolina (o en láminas con un cuchillo de chef) para obtener una taza. Ponlo en un cuenco grande.

4. Corta los dos extremos de la naranja y pon la fruta sobre una tabla de cortar, con el lado cortado hacia abajo. Usa un cuchillo de pelar para recortar la piel y la médula blanca de la naranja, siguiendo la curva de la fruta. Sobre el cuenco grande, corta entre la membrana para sacar los gajos de naranja; coloca los gajos en el cuenco con el hinojo. Aprieta la membrana para que suelte todo el zumo y luego desecha la membrana. Repite la operación con el pomelo.

5. Añade el aceite de oliva, la sal y la pimienta negra al bol y bate para mezclar (con cuidado de no romper los gajos de cítricos). Añade la rúcula, el perejil y la cebolla, y remueve para cubrir.

6. Pasa el salmón al vapor con cuidado a una fuente y esparce la ensalada de cítricos sobre los filetes. Espolvorea el pescado y la ensalada con pimienta negra molida gruesa.

Pastel de carne al estilo marroquí

4 raciones

PREPARACIÓN: 30 MINUTOS
HORNEADO: 1 HORA

¼ de taza de aceite de oliva
½ taza de zanahoria rallada
½ taza de apio finamente picado
½ taza de cebolla amarilla picada
1 cucharada de ajo picado

1 cucharada de jengibre fresco pelado y rallado
1 cucharada de comino molido
2 cucharaditas de cilantro picado
2 cucharaditas de sal marina fina

1 cucharadita de canela molida

1 cucharadita de pimentón ahumado

½ cucharadita de pimienta de Cayena

2 huevos grandes

½ taza de avena sin gluten finamente molida

½ taza de menta fresca picada

½ taza de perejil fresco de hoja plana picado

½ taza de cilantro fresco picado

450 gramos de carne picada magra de vacuno alimentado con pasto

225 gramos de carne picada de cordero alimentado con pasto

¼ de taza de salsa de tomate

¼ de taza de pasta *harissa* comprada

2 cucharadas de miel

1 cucharada de zumo de limón fresco

Puré de patatas y brócoli al vapor (opcional)

1. Precalienta el horno a 175 °C. Unta un molde para pan de 22 x 12 centímetros con espray antiadherente para cocinar. En una sartén grande, calienta el aceite de oliva a fuego medio. Añade la zanahoria, el apio, la cebolla, el ajo, el jengibre y las especias.* Cocina, removiendo a menudo, hasta que las verduras estén blandas y fragantes, de tres a cinco minutos. Retira del fuego y deja que se enfríen un poco.

2. En un bol grande, bate los huevos, la avena molida y las hierbas. Añade la carne picada y la mezcla de verduras y remueve con las manos hasta que se mezclen bien. Reparte suavemente la mezcla de carne en el molde preparado.

3. En un bol pequeño, bate la salsa de tomate, la pasta *harissa*, la miel y el zumo de limón. Esparce la mezcla por encima del pastel de carne. Hornea el pastel de carne hasta que un termómetro de lectura instantánea marque 70 °C, aproximadamente una hora.

4. Déjalo reposar diez minutos antes de sacarlo de la sartén y cortarlo en rebanadas. Si lo deseas, sirve el pastel de carne con puré de patatas y brócoli.

---

* Adaptógeno opcional: media cucharadita de *ashwagandha* en polvo.

Wraps de ternera al estilo coreano con kimchi y mayonesa con jengibre y sésamo

4 raciones

PREPARACIÓN: 25 MINUTOS
COCCIÓN: 20 MINUTOS

PARA LOS *WRAPS*

1 cabeza de lechuga Bibb, separada en hojas
1 taza de kimchi comprado, picado
1 taza de pepino inglés cortado en rodajas finas
Hojas de cilantro fresco
Hojas de menta fresca

PARA LA MAYONESA

1 taza de mayonesa de aceite de oliva
2 cucharadas de zumo fresco de lima o limón
2 cucharadas de aminos de coco
1 cucharada de cebolla verde picada (partes blanca y verde)
2 cucharaditas de jengibre fresco rallado
1 cucharadita de aceite de sésamo

PARA LA TERNERA

¼ de taza de caldo de jengibre y galanga (página 272)
¼ de taza de chalotas cortadas finas
1 cucharada de miel
3 dientes de ajo grandes, picados
450 gramos de falda de ternera de pasto deshuesada o solomillo, limpio, cortado en dados
1 cucharada de *gochujang*
1 cucharadita de sal gorda
½ cucharadita de polvo de cinco especias
2 cucharadas de aceite de oliva
1 cucharada de semillas de sésamo tostadas

1. Para los *wraps*, prepara la lechuga, el kimchi, el pepino y las hierbas y colócalos en una fuente, manteniendo cada elemento separado. Refrigéralo, tapado, hasta el momento de servir.

2. Para la mayonesa, en un bol pequeño, bate la mayonesa, el zumo de lima, los aminos de coco, la cebolla verde, el jengibre y el aceite de sésamo. Tápalo y refrigéralo hasta el momento de servir.

3. Para la ternera, mezcla en un cuenco pequeño el caldo, las chalotas, la miel y el ajo. En un cuenco mediano, mezcla la carne, el *gochujang*, la sal y las cinco especias en polvo. En una sartén grande, calienta el aceite de oliva a fuego medio-alto. Añade la ternera y cocina, removiendo de vez en cuando, hasta que la carne esté dorada, unos tres minutos. Añade la mezcla de caldo y cuece a fuego lento hasta que la carne esté bien hecha y el líquido casi se haya evaporado. Retira del fuego y añade las semillas de sésamo. Pon una parte de la mezcla de carne en una hoja de lechuga, añade el kimchi, el pepino y las hierbas, y rocía con mayonesa.

Ensalada de salmón a la barbacoa con chipotle y *goji* y vinagreta de lima

4 raciones

PREPARACIÓN: 30 MINUTOS
COCCIÓN: 20 MINUTOS

PARA LA SALSA BARBACOA

½ taza de bayas de *goji* secas

⅓ de taza de agua hirviendo

2 cucharadas de aceite de oliva o de aguacate

½ taza de cebolla picada

2 dientes de ajo picados

½ a 1 cucharadita de chile chipotle en polvo

¼ de cucharadita de jengibre molido

Una pizca de clavo molido

2 cucharadas de vinagre de sidra de manzana ecológico

3 cucharadas de miel o sirope de arce
puro

1 cucharadita de mostaza de Dijon
Sal marina fina

PARA LA ENSALADA

3 tazas de rúcula, lechuga romana u
hojas de espinacas frescas

1 taza de pepino cortado en rodajas
finas

1 aguacate mediano maduro, sin
hueso, pelado y cortado en dados

½ taza de piña o mango frescos
cortados en dados

½ taza de jícama cortada en dados

½ taza de rábanos cortados en rodajas
finas

¼ de taza de cebolla roja cortada en
rodajas finas

¼ de taza de nueces de macadamia
picadas

3 cucharadas de zumo de lima fresco

1 cucharada de miel o sirope de arce
puro

3 cucharadas de aceite de oliva o de
aguacate

PARA EL SALMÓN

4 filetes de unos 140 gramos de
salmón salvaje fresco o congelado,
con piel (descongelado, si está
congelado)

1 cucharada de aceite de oliva o de
aguacate

Sal marina fina y pimienta negra
recién molida

1. Para la salsa barbacoa, remoja las bayas de *goji* en el agua hirviendo de un cuenco durante treinta minutos. Calienta las dos cucharadas de aceite en una sartén pequeña a fuego medio-alto; añade la cebolla, el ajo y las especias, y cocina, removiendo a menudo, hasta que la cebolla se ablande y empiece a dorarse ligeramente, unos cinco minutos.

2. Pasa la mezcla de cebolla a una batidora; añade las bayas de *goji* remojadas y su agua de remojo, el vinagre, la miel, la mostaza y sal marina al gusto. Tritura la mezcla hasta que quede muy suave, ajustando el sabor con más sal, especias, vinagre o miel a tu gusto (la salsa debe estar equilibrada entre agrio y dulce).

Si te parece demasiado espesa, dilúyela con más agua. Reserva la salsa.

3. Para la ensalada, mezcla las verduras con el pepino, el aguacate, la piña, la jícama, los rábanos, la cebolla y las nueces de macadamia en un bol grande. En un bol pequeño, bate el zumo de lima y la miel. Mientras bates, añade el aceite hasta que se mezclen; reserva la vinagreta.

4. Calienta la parrilla o una sartén para asar a fuego medio-alto; cubre las rejillas de la parrilla con espray antiadherente para cocinar. Unta los filetes de salmón con una cucharada de aceite y sazónalos con sal y pimienta. Coloca los filetes, con la piel hacia arriba, en las rejillas y ásalos, tapados, durante cinco minutos. Da la vuelta con cuidado a los filetes y úntalos generosamente con un poco de la salsa barbacoa. Asa el salmón, con la piel hacia abajo, durante otros tres o cuatro minutos o hasta que alcance el punto de cocción deseado. No lo cocines demasiado. Retira los filetes de la parrilla y déjalos reposar mientras preparas la ensalada.

5. Rocía la ensalada con la vinagreta de lima y remueve suavemente para cubrirla. Coloca la ensalada en una fuente grande o en platos de servir y encima los filetes asados. Sirve salsa barbacoa adicional aparte.

Pollo con alcachofas, espárragos y champiñones

4 raciones

PREPARACIÓN: 30 MINUTOS
COCCIÓN: 30 MINUTOS

4 cucharadas de aceite de oliva, divididas

2 tazas de champiñones frescos variados, cortados en rodajas o en mitades/cuartos

1 taza de puerros bien lavados y cortados en rodajas finas (solo las partes blancas y verde claro)

8 tallos de espárragos frescos, recortados y cortados en trozos de 5 cm

4 mitades de pechuga de pollo deshuesadas y sin piel de 140 gramos

Sal marina fina y pimienta negra recién molida

1 taza de caldo de pollo

1 cucharadita de arrurruz

2 cucharaditas de zumo de limón fresco o vinagre de sidra de manzana

1 cucharadita de miel

4 corazones de alcachofa en conserva, escurridos y cortados en cuartos

2 cucharaditas de hojas de estragón fresco picadas

Pilaf de arroz fácil y rápido (página 280) (opcional)

1. En una sartén antiadherente grande, calienta dos cucharadas de aceite de oliva a fuego medio-alto. Añade los champiñones y cocínalos hasta que se doren, removiendo de vez en cuando, de cinco a siete minutos. Incorpora los puerros y los espárragos y cocina hasta que los puerros y los espárragos estén tiernos y crujientes, unos tres minutos. Retira las verduras de la sartén y resérvalas. Limpia la sartén y ponla de nuevo al fuego.

2. Calienta las dos cucharadas restantes de aceite en la sartén; sazona las pechugas de pollo con sal y pimienta negra. Sofríelas por un lado hasta que estén bien doradas, unos cuatro minutos, y luego dales la vuelta y sofríelas por el otro lado durante tres

259

minutos. Añade el caldo y reduce el fuego a medio. Cocina, tapado, hasta que un termómetro de lectura instantánea registre 73 °C, unos ocho minutos.

3. Mientras tanto, en un bol pequeño, mezcla el arrurruz y una cucharada de agua. Cuando el pollo esté bien hecho, pásalo a un plato y tápalo para mantenerlo caliente. Pon el resto del líquido de la sartén a hervir a fuego lento y añade la mezcla de arrurruz. Cocina la salsa a fuego lento hasta que espese ligeramente. Agrega la mezcla de champiñones reservada, el zumo de limón, la miel, los corazones de alcachofa y el estragón. Deja cocer a fuego lento durante dos minutos.

4. Corta cada pechuga en rodajas transversales, extiéndelas en abanico en platos de servir y pon encima un poco de las verduras y la salsa.

Hash de pollo con calabaza y col rizada

4 raciones

PREPARACIÓN: 20 MINUTOS
COCCIÓN: 20 MINUTOS

4 tazas de calabaza pelada y sin semillas, cortada en trozos grandes
4 tazas de col rizada sin tallo y picada
450 gramos de muslos de pollo deshuesados y sin piel, cortados en trozos de 5 cm
½ cucharadita de sal marina fina
½ cucharadita de pimienta negra recién molida
2 cucharadas de aceite de oliva

1 taza de cebolla roja cortada en rodajas finas
1 taza de cerezas ácidas secas sin azúcar añadido
1 cucharada de salvia fresca picada u hojas de tomillo fresco picadas
½ taza de caldo de pollo
½ taza de sirope de arce puro
1 cucharada de mostaza de Dijon
1 cucharadita de zumo de limón fresco

1. Llena una sartén grande de agua hasta la mitad y ponla a hervir a fuego fuerte. Añade los trozos de calabaza y cuécelos hasta que estén casi hechos, unos cuatro minutos. Retírala del fuego. Incorpora la col rizada y deja reposar la calabaza y la col rizada, sin tapar, durante tres minutos; escurre las verduras y resérvalas.

2. Sazona el pollo con la sal y la pimienta negra. En la misma sartén, calienta el aceite de oliva a fuego medio y cocina los trozos de pollo, removiendo a menudo, hasta que se doren por todos los lados, unos cinco minutos. Añade la cebolla y cocina durante dos minutos. Incorpora las verduras, las cerezas y la salvia. Cocina durante un minuto.

3. En un bol pequeño, mezcla el caldo, el sirope, la mostaza y el zumo de limón, viértelo todo sobre el *hash* y cuece a fuego lento hasta que se reduzca a la mitad, unos tres minutos, sin dejar de remover para mezclarlo todo bien.

Penne puttanesca de garbanzos con atún

4 raciones

PREPARACIÓN: 20 MINUTOS
COCCIÓN: 20 MINUTOS

3 cucharadas de aceite de oliva, divididas
4 dientes de ajo, picados
1 cucharadita de pasta de anchoa o 1 filete de anchoa, picado
¼ de cucharadita de hojuelas de pimiento rojo
Una lata de 800 gramos de tomates cortados en dados, sin escurrir

2 cucharadas de tomates secos envasados en aceite de oliva picados
1 cucharada de miel
1 cucharada de vinagre balsámico
450 gramos de pasta *penne* de garbanzos o de otra forma y sabor sin gluten
¼ de taza de aceitunas Kalamata sin hueso, picadas gruesas

3 cucharadas de perejil fresco de hoja
plana picado
2 cucharadas de hojas de orégano
fresco picado o 1 cucharadita de
orégano seco
2 cucharadas de alcaparras escurridas

Sal marina fina y pimienta negra
recién molida al gusto
2 latas de 140 gramos de atún blanco
envasado en aceite de oliva,
escurrido y desmenuzado en
trozos grandes

1. En una sartén grande, calienta dos cucharadas de aceite de oliva a fuego medio-alto. Añade el ajo, la pasta de anchoa y las hojuelas y cocina, removiendo, hasta que desprendan aroma, unos treinta segundos. Agrega los dados de tomate, los tomates secos, la miel y el vinagre. Cocina la salsa a fuego lento para que se reduzca ligeramente, unos diez minutos.

2. Mientras la salsa hierve a fuego lento, cuece la pasta en agua hirviendo según las instrucciones del paquete. Cuando esté al dente, retira y reserva un cuarto de taza del agua de cocción, y escurre la pasta. Pásala a un cuenco y mézclala con la cucharada restante de aceite de oliva. Aparta la pasta y mantenla caliente.

3. Incorpora las aceitunas, el perejil, el orégano y las alcaparras a la salsa. Añade los *penne* cocidos y, si es necesario, un poco del agua de cocción reservada para cubrir fácil y uniformemente la pasta con la salsa. Salpimienta y sirve inmediatamente. Cubre cada ración con trozos de atún.

Filete a la Diane

4 raciones

PREPARACIÓN: 20 MINUTOS
COCCIÓN: 10 MINUTOS

2 filetes de ojo de costilla*
deshuesados de 340 gramos
4 cucharaditas de aminoácidos de
coco, divididas
½ taza de caldo de ternera
1 cucharada de mostaza de Dijon
2 cucharadas de *ghee*, divididas
3 cucharadas de chalotas picadas

1 cucharada de perejil fresco picado
1 cucharadita de zumo de limón
fresco
¼ de cucharadita de sal marina fina
¼ de cucharadita de pimienta negra
recién molida
Puré de patatas o boniatos preparado
Coles de Bruselas asadas (opcional)

1. Quita los trozos grandes de grasa y cartílago de los filetes y córtalos en cuartos para obtener ocho trozos. Mete un trozo en una bolsa de plástico pequeña con cierre (no la cierres) y golpea suavemente la carne con un mazo para aplanarla hasta que tenga un grosor de 0,6 centímetros. Pasa la carne a un plato y repite la operación con los trozos restantes. Frota cada trozo de carne con media cucharadita de los aminos de coco y reserva.

2. Bate el caldo y la mostaza en un bol pequeño; reserva. En una sartén grande, calienta una cucharada de *ghee* a fuego fuerte. Añade cuatro de los filetes preparados y dóralos durante un minuto por cada lado o hasta que empiecen a dorarse; pásalos a una fuente. Dora los demás filetes en la cucharada restante de *ghee* de la misma manera y retíralos de la sartén.

---

* N. del T.: *Rib eye*, en inglés. También se le llama en español «bife de chorizo»; es el corte de la parte superior de las costillas de la res, específicamente entre la sexta y la décimo segunda.

3. En la misma sartén, reduce el fuego a medio-alto. Añade las chalotas y cocínalas durante un minuto, removiendo constantemente. A continuación, desglasa la sartén con la mezcla de caldo, removiendo para raspar los restos dorados del fondo. Vuelve a poner los filetes y el jugo acumulado en la sartén y cuécelos a fuego lento durante un minuto, dándoles la vuelta una o dos veces para cubrirlos. Añade el perejil, el zumo de limón, la sal y la pimienta negra, y remueve para mezclar.

4. Coloca dos trozos de filete sobre un montoncito de puré de patatas o boniatos, y rocía salsa adicional por encima. Sirve con coles de Bruselas asadas, si lo deseas.

Pollo con albahaca, anchoas y brócoli

4 raciones

PREPARACIÓN: 10 MINUTOS
COCCIÓN: 5 MINUTOS
HORNEADO: 15 MINUTOS

450 a 565 gramos de muslos de pollo deshuesados y con piel
½ cucharadita de sal gorda
½ cucharadita de pimienta negra gruesa
1 cucharada de aceite de oliva virgen extra
2 tazas de ramilletes de brócoli
2 dientes de ajo, cortados en láminas finas

½ taza de caldo de pollo
2 anchoas picadas
1 cucharada de alcaparras
1 cucharada de *ghee*
1 cucharadita de zumo de limón fresco
½ taza de albahaca fresca (sin presionar o compactar demasiado la albahaca en la taza), cortada en tiras

1. Precalienta el horno a 200 °C. Sazona el pollo con sal y pimienta negra. En una sartén extragrande apta para el horno, calienta el aceite de oliva a fuego medio-alto. Añade el pollo, con la piel hacia abajo, y saltéalo hasta que se dore, unos tres minutos. Dale la vuelta al pollo y añade los ramilletes de brócoli.

2. Transfiere la sartén al horno. Hornea hasta que un termómetro de lectura instantánea marque 76 °C y el brócoli esté tierno, de quince a dieciocho minutos. Pasa el pollo a una fuente y tápalo para mantenerlo caliente.

3. En la misma sartén, cocina el ajo a fuego medio-alto durante treinta segundos (no dejes que se queme o quedará amargo). Añade el caldo, las anchoas y las alcaparras. Cocina, raspando los trocitos dorados del fondo de la sartén, hasta que la salsa se haya reducido a la mitad, de uno a dos minutos. Retira del fuego y añade el *ghee* y el zumo de limón. Agrega la albahaca y remueve para mezclar. Vierte la salsa sobre el pollo.

Sopa de pescado con jengibre y coco

4 raciones

PREPARACIÓN: 10 MINUTOS
COCCIÓN: 15 MINUTOS

450 gramos de filetes de fletán, cortados en trozos grandes

1 cucharadita de cinco especias en polvo

1 cucharadita de sal gorda, dividida

2 cucharadas de aceite de oliva virgen extra

1 bolsa de 285 gramos de mezcla *mirepoix* congelada

1 boniato mediano (225 gramos), pelado y cortado en dados

1 cm de jengibre fresco, pelado y rallado

2 dientes de ajo, picados

½ cucharadita de cúrcuma

4 tazas de caldo vegetal*
1 taza de leche de coco sin azúcar
   removida

½ cucharadita de ralladura de limón
¼ de taza de albahaca fresca picada o
   albahaca sagrada

1. Sazona el fletán por ambos lados con las cinco especias en polvo y media cucharadita de sal.
2. Corta el fletán en trozos grandes. Refrigéralo hasta que lo necesites.
3. En una olla grande, calienta el aceite de oliva a fuego medio-alto. Añade la mezcla *mirepoix*, el boniato, el jengibre, el ajo, la cúrcuma y la media cucharadita de sal restante. Cocina, removiendo a menudo, hasta que desprenda aroma, de tres a cinco minutos. Agrega el caldo y llévalo a ebullición. Reduce el fuego y cuece a fuego lento, tapado, hasta que las verduras estén tiernas, de ocho a diez minutos más.
4. Añade el pescado y cuécelo hasta que esté de color opaco, de tres a cuatro minutos. Incorpora la leche de coco y la ralladura de limón. Cocina hasta que esté bien caliente, de uno a dos minutos. Cubre las raciones con albahaca fresca.

---

* O sustitúyelo por adaptógenos opcionales: caldo de jengibre y galanga (página 272) o caldo de kombu (página 271).

Tallarines con vieiras

4 raciones

PREPARACIÓN: 10 MINUTOS
COCCIÓN: 10 MINUTOS

350 gramos de tallarines sin gluten u otra pasta fina sin gluten

½ taza de aceite de oliva

2 dientes de ajo, picados

3 tazas de tomates *cherry*

1 cucharadita de sal gorda

½ cucharadita de pimienta negra recién molida

½ cucharadita de miel

1 taza de espinacas tiernas poco apretadas

450 a 680 gramos de vieiras grandes frescas o congeladas (unas 12) (descongeladas, si están congeladas)

1 cucharada de pimentón ahumado

1 cucharadita de sal gorda

½ cucharadita de pimienta negra

2 cucharadas de aceite de oliva virgen extra o *ghee* derretido

1 cucharada de cebollino fresco finamente picado

1. Cuece la pasta en una olla grande de agua hirviendo con sal hasta que esté al dente. Escúrrela y pásala a un bol grande.

2. Mientras tanto, en una sartén grande y pesada, calienta el aceite a fuego medio-alto. Añade el ajo, los tomates, la sal y la pimienta negra. Cocina, removiendo a menudo, hasta que los tomates revienten, de cinco a ocho minutos. Incorpora la miel y las espinacas. Deja reposar hasta que las espinacas se vuelvan ligeramente tiernas. Mezcla la pasta con la salsa. Tápala para mantenerla caliente.

3. Enjuaga las vieiras y sécalas. En un bol pequeño, mezcla el pimentón ahumado, la sal y la pimienta negra. Espolvorea el condimento en las vieiras. En una sartén grande, calienta el aceite de oliva o *ghee* a fuego medio-alto. Añade las vieiras; cocínalas de cuatro a cinco minutos o hasta que estén doradas y opacas, dándoles la vuelta una vez a mitad de la cocción.

4. Reparte la pasta en cuencos poco profundos; cubre con las vieiras y espolvorea cebollino por encima.

Salteado de pollo al estilo tailandés

4 raciones

PREPARACIÓN: 10 MINUTOS

COCCIÓN: 15 MINUTOS

3 cucharadas de aceite de coco o aceite de oliva virgen extra

450 gramos de mitades de pechuga o muslos de pollo deshuesados y sin piel, cortados en tiras de 5 cm

1 cucharadita de sal gorda

¾ de cucharadita de pimienta negra

1 cebolla roja mediana, cortada por la mitad a lo largo y en rodajas

1 pimiento rojo, cortado en tiras del tamaño de un bocado

225 gramos de champiñones frescos en láminas

2 *baby bok choy* en rodajas

¾ de taza de piña cortada en dados

1 cucharada de jengibre fresco picado

1 tallo de hierba limón fresca, recortado y picado

3 dientes de ajo picados

1 chile tailandés, sin semillas y finamente picado, o ½ cucharadita de pimienta roja molida (opcional)

½ taza de albahaca fresca picada

½ taza de cilantro fresco picado

Gajos de lima

1. En una sartén extragrande, calienta una cucharada de aceite de coco a fuego medio-alto. Añade la mitad del pollo; sazónalo con un cuarto de cucharadita de sal y la mitad de la pimienta negra. Cocina, removiendo a menudo, hasta que esté bien hecho, de cuatro a cinco minutos. Pasa el pollo a una fuente. Repite la operación con otra cucharada de aceite, un cuarto de cucharadita de sal, y el resto de la pimienta negra y el pollo. Pasa el pollo al bol; tápalo para mantenerlo caliente.

2. En la misma sartén, añade la cucharada de aceite restante. Agrega la cebolla y el pimiento; cocina, removiendo a menudo, durante dos minutos. Incorpora los champiñones; cocina, sin dejar de remover, hasta que empiecen a dorarse, unos cinco minutos. Añade el *bok choy*, la piña, la media cucharadita de sal restante, el jengibre, la hierba limón, el ajo y el chile tailandés, si lo utilizas. Cocina, removiendo con frecuencia, durante dos minutos. Vuelve a poner el pollo en la sartén y cuécelo hasta que esté bien caliente, unos dos minutos. Retíralo del fuego. Cubre con las hierbas frescas. Sírvelo con gajos de lima.

Tacos de ternera y chile poblano

4 raciones

PREPARACIÓN: 10 MINUTOS
COCCIÓN: 15 MINUTOS

1 cucharada de aceite de oliva virgen extra
2 chiles poblanos, sin semillas si se desea, y picados
½ taza de cebolla picada
3 dientes de ajo picados
450 gramos de carne picada de vacuno alimentado con pasto
½ taza de corazón de ternera finamente picado
1 cucharada de chile en polvo
2 cucharaditas de comino molido

1 cucharadita de pimentón ahumado
1 cucharadita de sal gorda
½ cucharadita de pimienta negra
1 lata de 225 gramos de salsa de tomate
12 hojas de col medianas o grandes
1 aguacate, pelado, sin el hueso y picado
Crema agria vegetal (como la marca Forager)
Cilantro fresco
Gajos de lima

1. En una sartén grande, calienta el aceite a fuego medio-alto. Aña-de los chiles poblanos, la cebolla y el ajo. Cocina, removiendo

con frecuencia, hasta que la cebolla se ablande, de dos a tres minutos. Agrega la carne y el corazón de ternera picados, el chile en polvo, el comino, el pimentón, la sal y la pimienta negra. Cocina, removiendo para desmenuzar la carne, hasta que esté bien hecha, de ocho a diez minutos. Incorpora la salsa de tomate y cuece a fuego lento, sin tapar, hasta que esté bien caliente, unos cinco minutos.

2. Coloca el relleno de carne en las hojas de col. Cubre con aguacate, crema agria y cilantro. Sírvelo con gajos de lima.

Fideos *ramen* picantes envasados con tofu y kimchi

2 raciones

PREPARACIÓN: 20 MINUTOS
COCCIÓN: 4 MINUTOS

115 gramos de fideos *ramen* de arroz negro, integral o blanco
4 cucharaditas de ajo picado
4 cucharaditas de *gochujang* o pimienta roja molida
4 cucharaditas de tahini
1 cucharada de vinagre de arroz sin condimentar
1 cucharada de miel
2 cucharaditas de aminos de coco
1 taza de kimchi picado

½ taza de zanahorias ralladas
½ taza de brotes de alubias mungo
½ taza de setas *shiitake* cortadas en láminas finas
115 gramos de tofu extra duro cortado en dados
1 cucharadita de semillas de sésamo tostadas
2 tazas de caldo de kombu muy caliente (página 271)
2 huevos duros (opcional)

1. Cuece los fideos según las instrucciones del paquete, excepto que debes acortar el tiempo de cocción un minuto. Escúrrelos, acláralos con agua fría y repártelos en dos frascos de boca ancha de 1,5 litros de capacidad.

2. Reparte el resto de los ingredientes* (excepto el caldo) entre los tarros y colócalos uno encima del otro. Cierra bien los tarros y refrigéralos hasta dos días.

3. Cuando estés listo para servir, vierte una taza del caldo caliente en cada tarro, cierra la tapa y agita el tarro suavemente para mezclar el contenido. Quita la tapa y calienta en el microondas a intervalos de un minuto hasta que esté bien caliente. Vierte los tarros en cuencos para servir y cúbrelos con un huevo, si lo deseas.

Caldo de kombu

Unas 6 tazas

PREPARACIÓN: 5 MINUTOS MÁS REMOJO
COCCIÓN: 5 MINUTOS

3 trozos cuadrados de 5 cm de kombu seco, limpios con una toalla húmeda

½ taza de setas *shiitake* secas enteras

1. Llena una cacerola grande con seis tazas de agua y añade el kombu. Deja reposar durante al menos ocho horas o toda la noche.

2. Una vez en remojo, pon el agua a hervir a fuego fuerte. Justo antes de que el agua rompa a hervir, retira el kombu. Añade las setas y reduce el fuego a medio; cuece a fuego lento durante un minuto, retira la cacerola del fuego y deja que las setas reposen durante cinco minutos.

---

* Adaptógeno opcional: media cucharadita de moringa en polvo.

3. Cuela el caldo con un colador de malla fina (reserva las setas para utilizarlas en otra receta). Guárdalo hasta tres días en el frigorífico o congélalo hasta un mes.

Caldo de jengibre y galanga

Unos 2 litros

PREPARACIÓN: 10 MINUTOS
COCCIÓN: 10 MINUTOS
REPOSO: 20 MINUTOS

2 litros* (aproximadamente) de caldo de verduras
1 lima
2 tallos de hierba limón, recortados
1 trozo de 2,5 cm de raíz de galanga, cortado en rodajas

1 trozo de jengibre fresco de 2,5 cm, cortado en rodajas
2 cebollas verdes en rodajas
1 cucharadita de sal gorda

1. En una olla grande, calienta el caldo a fuego medio-alto. Con un pelador de verduras, retira la piel de la lima, evitando la médula blanca (reserva la pulpa de la lima para otro uso). Añade la piel de lima, la hierba limón, la galanga, el jengibre, las cebolletas y la sal a la olla. Lleva a ebullición; baja el fuego y cuece a fuego lento, tapado, durante diez minutos.
2. Retira del fuego y deja reposar veinte minutos. Cuela con cuidado los sólidos.
3. Este caldo puede tomarse solo, con cilantro fresco por encima, o guardarse en tarros de medio litro en el frigorífico hasta una semana o en el congelador hasta seis meses.

---

* N. del T.: En la receta original se utilizan 2 *quarts*. El *quart,* cuarto (o cuarto de galón) en español, es una medida anglosajona que equivale a 946 mililitros (casi un litro).

Tom kha vegano

4 raciones

PREPARACIÓN: 10 MINUTOS
COCCIÓN: 20 MINUTOS

2 cucharadas de aceite de coco o aceite de oliva virgen extra
½ taza de cebolla amarilla picada
2 dientes de ajo picados
3 tazas de caldo de jengibre y galanga (página 272) o caldo vegetal
1 lata de 400 mililitros de leche de coco entera
1 taza de zanahorias ralladas gruesas
1 taza de setas *shiitake* o champiñones botón cortados en láminas

2 cucharadas de aminos de coco
1 cucharada de jengibre fresco pelado y rallado
1 cucharadita de ralladura de limón
1 cucharadita de sal gorda
½ cucharadita de pimienta negra
¼ de cucharadita de pimienta de Cayena (opcional)
Cilantro o albahaca frescos picados (puedes usar ambos si lo deseas)
Gajos de lima

1. En una olla grande, calienta el aceite de coco a fuego medio. Añade la cebolla y el ajo y cocina, removiendo a menudo, hasta que la cebolla se ablande, de tres a cuatro minutos. Agrega el caldo, la leche de coco, las zanahorias, las setas, los aminos de coco, el jengibre, la ralladura de limón, la sal, la pimienta negra y la pimienta de Cayena. Lleva a ebullición; reduce el fuego y cuece a fuego lento, tapado, durante quince minutos.

2. Cubre las raciones con cilantro y sírvelas con gajos de lima.

Sopa cremosa de brócoli con cúrcuma

4 raciones

PREPARACIÓN: 20 MINUTOS
COCCIÓN: 20 MINUTOS

4 cucharadas de aceite de oliva o de coco

2 chalotas, cortadas muy finas en aros

1 cebolla amarilla grande, picada

5 dientes de ajo, picados gruesos

½ cucharadita de semillas de comino

½ cucharadita de semillas de cilantro

½ cucharadita de cúrcuma molida

1 patata mediana Yukon Gold, pelada y troceada

5 tazas de caldo de huesos de pollo, casero (página 275) o comprado en la tienda

1 ½ cucharaditas de aminos de coco

1 cucharadita de sal gorda

Pimienta negra recién molida

680 gramos de brócoli fresco, recortado y picado

1 cucharadita de ralladura de limón

1 bolsa (140 gramos) de espinacas frescas

½ taza de anacardos tostados sin sal, picados

Perejil, menta o cilantro frescos (o una combinación de los tres), picados

1. En una olla grande, calienta una cucharada de aceite a fuego medio. Añade las chalotas y cocina, removiendo a menudo, hasta que estén doradas y crujientes, de tres a cuatro minutos. Pásalas a un bol pequeño y resérvalas.

2. Agrega las tres cucharadas de aceite restantes a la olla. Añade la cebolla y cocina, removiendo a menudo, hasta que se ablande y empiece a dorarse, de cuatro a cinco minutos. Incorpora el ajo, las semillas de comino, las semillas de cilantro y la cúrcuma, y cocina, removiendo a menudo, hasta que desprendan aroma, un minuto. Añade la patata, el caldo, los aminos de coco, la sal y la pimienta; remueve para mezclar. Lleva a ebullición, baja el fuego y cuece a fuego lento, tapado, hasta que la patata esté casi tierna, de ocho a diez minutos. Añade el brócoli. Cuécelo

tapado hasta que la patata esté tierna y el brócoli verde brillante, de tres a cuatro minutos. Incorpora la ralladura de limón.

3. Añade las espinacas a la olla y cuécelas hasta que se ablanden, aproximadamente un minuto. Retira la olla del fuego. Utiliza una batidora de inmersión para hacer puré hasta que quede suave (o, trabajando por tandas, hazlo con cuidado en una batidora).

4. Cubre las raciones con las chalotas crujientes, los anacardos y las hierbas frescas.

Caldo de huesos sencillo

Unos 4 litros (dependiendo de la cantidad de agua que se añada)

ELIGE UNO DE ESTOS INGREDIENTES PARA EL CALDO DE HUESOS

1 pollo entero ecológico o carcasa/ huesos de pollo

1 pavo ecológico entero pequeño, pechuga de pavo o carcasa/huesos de pavo

De 1,5 a 2,5 kg de huesos de ternera alimentada con pasto

450 gramos de espinas de pescado, caparazones de gambas o de otros crustáceos (mejillones, almejas, cangrejos, etc.)

VERDURAS Y PLANTAS AROMÁTICAS

6 dientes de ajo

1 cebolla mediana, de cualquier tipo

2 zanahorias grandes, lavadas y picadas

3 o 4 tallos de apio, picados

1 trozo de jengibre de 2,5 cm, pelado y cortado en rodajas

¼ de taza de vinagre de sidra de manzana

1 cucharadita de cúrcuma molida o 1 trozo (de 7,5 cm) de raíz de cúrcuma

1 cucharada de perejil fresco picado

1 cucharadita de sal rosa del Himalaya

1. Enjuaga los huesos y colócalos en una olla grande para sopa u olla holandesa, olla de cocción lenta u olla a presión. Llénala con tres cuartas partes de agua (o hasta la línea de llenado máximo) y añade el resto de los ingredientes. Sigue estas instrucciones, según tu método de cocción:

   - En un hornillo, cocina a fuego medio-alto hasta que burbujee, luego reduce el fuego a bajo y deja cocer a fuego lento, tapado, durante al menos ocho horas, añadiendo más agua según sea necesario para mantener los huesos cubiertos en su mayor parte.
   - En una olla de cocción lenta, ponla a fuego lento y cuece durante al menos ocho horas, pero no más de diez.
   - En una olla a presión, sigue las instrucciones del fabricante para el caldo o la sopa.

2. Después de la cocción, deja enfriar el caldo y pásalo por un colador de malla fina a un cuenco grande. Transfiérelo a tarros de cristal para guardarlo en el frigorífico o a recipientes aptos para el congelador para un almacenamiento más prolongado.

Tazón de ternera y espárragos con naranja y jengibre

4 raciones

PREPARACIÓN: 10 MINUTOS
COCCIÓN: 10 MINUTOS

2 naranjas medianas
2 cucharadas de aceite de oliva virgen extra

450 gramos de solomillo de ternera deshuesado, cortado en tiras del tamaño de un bocado (ver el consejo)

450 gramos de espárragos frescos, recortados y cortados en trozos de 5 cm

1 paquete de 225 gramos de setas *shiitake*, cortadas en láminas

1 cebolla amarilla pequeña, cortada en rodajas

2 cucharaditas de jengibre fresco pelado y rallado

2 dientes de ajo picados

1 cucharadita de sal gorda

½ cucharadita de pimienta negra gruesa

½ cucharadita de cinco especias en polvo

2 cucharaditas de arrurruz en polvo

½ taza de almendras laminadas, tostadas

1. Retira una cucharadita de ralladura y dos tercios de taza de zumo de las naranjas. Reserva.

2. En una sartén extragrande, calienta una cucharada de aceite de oliva a fuego fuerte. Añade la ternera y cocina, removiendo, hasta que esté al punto deseado, unos tres minutos. Pasa la carne a un cuenco y tápala para mantenerla caliente.

3. Incorpora el aceite restante a la sartén y reduce el fuego a medio-alto. Añade los espárragos, las setas y la cebolla. Cocina, removiendo, hasta que los espárragos estén tiernos y crujientes, unos cuatro minutos. Añade el jengibre y el ajo y cocina, sin dejar de remover, durante un minuto.

4. Vuelve a poner la carne en la sartén. Añade la sal, la pimienta negra y las cinco especias en polvo, y remueve para mezclar.

5. En un bol pequeño, mezcla la ralladura y el zumo de naranja y el arrurruz en polvo hasta obtener una mezcla homogénea. Incorpórala a la carne y cocina a fuego medio hasta que la salsa espese ligeramente, de uno a dos minutos. Espolvorea las almendras sobre las raciones.

Consejo: Congela el solomillo durante veinte minutos antes de cortarlo para facilitar el trabajo.

Chili de alubias negras casero

8 raciones

PREPARACIÓN: 30 MINUTOS
COCCIÓN: 30 MINUTOS

¼ de taza de aceite de oliva virgen extra

2 cucharadas de semillas de comino enteras

2 cucharadas de hojas secas de orégano

2 tazas de cebolla amarilla picada

2 tazas de VERDURAS

1 ½ tazas de pimiento rojo o verde cortado en dados

1 cucharada de ajo picado

1 jalapeño, sin semillas y picado

2 cucharaditas de pimentón ahumado

½ cucharadita de pimienta de Cayena

1 lata de 800 gramos de tomates cortados en dados, sin escurrir

4 tazas de alubias negras cocidas (si son de lata, escúrrelas y enjuágalas)

2 tazas de PROTEÍNA

1 taza de LÍQUIDO (si es necesario)

1 cucharada de zumo de lima fresco o vinagre de sidra de manzana ecológico

Sal gorda

ADEREZOS

1. Calienta el aceite en una olla grande a fuego medio-alto. Añade el comino, el orégano y la cebolla, y cocina, removiendo con frecuencia, hasta que la cebolla esté blanda, unos cinco minutos. Incorpora las VERDURAS, el pimiento, el ajo, el jalapeño, el pimentón y la pimienta de Cayena, y cocina, removiendo con frecuencia, hasta que las verduras estén blandas y el ajo fragante, unos cinco minutos.

2. Añade los tomates y las alubias negras y cuece a fuego lento, sin tapar, durante diez minutos.

3. Incorpora la PROTEÍNA y el LÍQUIDO (si es necesario); deja que hierva a fuego lento y sazona con el zumo de lima y sal.

4. Termina con los ADEREZOS.

VERDURAS (elige hasta dos): boniato cortado en dados, calabaza *butternut* cortada en dados, champiñones laminados.

PROTEÍNA (elige una): pollo cocido desmenuzado, carne de vacuno o bisonte cocida en dados, gambas salvajes cocidas peladas y desvenadas.

LÍQUIDO (elige uno): caldo de verduras, caldo de pollo, caldo de ternera.

ADEREZOS (elige hasta tres): jalapeños en rodajas, queso *cheddar* vegetal* rallado, cilantro fresco picado, cebollas verdes en rodajas, aguacate en dados.

---

* N. del T.: Sucedáneo de queso no lácteo.

GUARNICIONES

Pilaf de arroz fácil y rápido

4 raciones

PREPARACIÓN: 10 MINUTOS
COCCIÓN: 3 MINUTOS
HORNEADO: 30 MINUTOS

3 cucharadas de *ghee*, aceite de coco o aceite de oliva
¼ de taza de chalotas picadas
1 diente de ajo picado
½ cucharadita de hojas de tomillo seco
½ cucharadita de sal marina fina

1 taza de arroz integral de grano largo
2 tazas de caldo de pollo, caldo de verduras, caldo de kombu (página 271) o caldo de jengibre y galanga (página 272)
Tomillo o perejil de hoja plana, frescos y picados (opcional)

1. Precalienta el horno a 220 °C. En una cacerola apta para el horno, calienta el *ghee* a fuego medio-alto. Añade las chalotas, el ajo, el tomillo y la sal. Cocina, sin dejar de remover, hasta que la chalota esté tierna, unos tres minutos.

2. Agrega el arroz y remueve para cubrirlo con la grasa, tostando ligeramente los granos. Añade el caldo y deja que hierva a fuego lento.

3. Cubre la cacerola con una tapa hermética y llévala al horno. Hornea el arroz hasta que el líquido se haya evaporado y el arroz esté tierno, de treinta a cuarenta minutos. Déjalo reposar, tapado, durante cinco minutos antes de añadir las hierbas, si las usas.

Risotto de arroz salvaje con boniato o calabaza y salvia

4 raciones

PREPARACIÓN: 15 MINUTOS
COCCIÓN: 45 MINUTOS

1 taza de agua
¼ de taza de arroz salvaje, enjuagado
2 cucharadas de *ghee*, aceite de coco
   o aceite de oliva
½ taza de puerros picados
½ taza de arroz de grano corto
   (preferiblemente arborio)
1/2 taza de boniato o calabaza pelados
   y cortados en dados

2 tazas de caldo de pollo, caldo de
   verduras, caldo de *kombu*
   (página 271) o caldo de jengibre
   y galanga (página 272), caliente
1 cucharada de levadura nutricional
1 cucharadita de hojas de salvia fresca
   picada
1 cucharadita de sal gorda
½ cucharadita de pimienta negra

1. Lleva a ebullición el agua y el arroz salvaje en una cacerola pequeña a fuego fuerte. Reduce el fuego a bajo, tapa y cuece a fuego lento durante cuarenta y cinco minutos o hasta que el arroz esté tierno. Escúrrelo si es necesario y resérvalo.

2. En otra cacerola, derrite el *ghee* a fuego medio y añade los puerros; cocínalos hasta que se ablanden, removiéndolos a menudo. Agrega el arroz de grano corto y cuécelo durante tres minutos, removiendo constantemente. A continuación, añade una taza del caldo caliente; cuece a fuego medio-bajo durante diez minutos.

3. Incorpora el caldo restante, el boniato y el arroz salvaje reservado. Cuece hasta que el arroz y el boniato estén tiernos, de diez a quince minutos, removiendo de vez en cuando para evitar que se peguen (si el arroz se seca antes de estar completamente

cocido, añade más caldo). Incorpora la levadura nutricional, la salvia, la sal y la pimienta negra.*

Lentejas marinadas

4 raciones (¾ de taza de lentejas cada una)

PREPARACIÓN: 10 MINUTOS
COCCIÓN: 18 MINUTOS

1 ½ tazas de lentejas negras
2 hojas de laurel
1 ¼ cucharaditas de sal gorda
⅓ de taza de aceite de oliva
2 cucharaditas de semillas de cilantro
1 ½ cucharaditas de semillas de hinojo

6 cucharadas de almendras picadas
2 tiras de piel de limón
¼ de taza de vinagre de vino blanco
½ cucharadita de pimienta negra
   gruesa

1. En una cacerola grande, mezcla las lentejas y las hojas de laurel. Añade tres tazas de agua y media cucharadita de sal. Llévalas a ebullición, tapadas, a fuego medio. Reduce el fuego y cuece a fuego lento, tapado, hasta que las lentejas estén tiernas, de quince a veinte minutos. Escurre las lentejas; retira y desecha las hojas de laurel.

2. En una sartén pequeña, calienta el aceite a fuego medio. Añade las semillas, las almendras y la piel de limón. Cocina hasta que las semillas estén ligeramente tostadas, unos tres minutos. Retira con cuidado la piel de limón. Vierte el aceite sazonado sobre las lentejas cocidas. Añade el vinagre, los tres cuartos de cucharadita de sal restantes y la pimienta negra; remueve para mezclar.

Consejo: Esta receta puede prepararse con tres días de antelación.

---

* Adaptógeno opcional: media cucharadita de raíz de astrágalo en polvo.

Guiso de berza con boniato en leche de coco

4 raciones

PREPARACIÓN: 15 MINUTOS
COCCIÓN: 1 ½ HORAS

450 gramos de berza, sin tallo y picada

1 cebolla amarilla, cortada en rodajas finas

1 lata de 440 mililitros de leche de coco entera

3 cucharadas de miel, agave oscuro o sirope de arce

3 dientes de ajo picados

2 cucharadas de jengibre fresco pelado y rallado

1 cucharadita de curri en polvo o *garam masala*

1 cucharadita de sal gorda

½ cucharadita de pimienta roja molida

½ cucharadita de pimienta negra recién molida

½ cucharadita de cúrcuma molida

¼ de cucharadita de pimienta de Jamaica molida

¼ de cucharadita de canela molida

1 boniato mediano (225 gramos), pelado y cortado en medias lunas

Salsa picante al gusto

1. En una olla grande, añade todos los ingredientes excepto los boniatos y la salsa picante. Agrega de tres a cuatro tazas de agua y remueve para mezclar.

2. Cubre la olla con una tapa hermética y cuece las verduras a fuego medio, removiendo de vez en cuando, durante una hora y quince minutos. Añade los boniatos y cuece, tapado, hasta que los boniatos estén tiernos y la berza muy tierna, unos quince minutos más.

3. Sirve las verduras con salsa picante aparte.

Ensalada de patatas nuevas y guisantes

4 raciones

PREPARACIÓN: 20 MINUTOS
COCCIÓN: 20 MINUTOS

450 gramos de patatas de piel roja, cortadas por la mitad o en cuartos si son grandes

1 taza de guisantes ingleses crudos o congelados

½ taza de mayonesa de aceite de oliva

¼ de taza de eneldo fresco picado o 2 cucharadas de estragón fresco picado

3 cucharadas de mostaza de Dijon

2 cucharadas de chalota picada

1 cucharada de zumo de limón fresco

1 cucharadita de miel

1 cucharadita de sal gorda

½ cucharadita de pimienta negra

½ taza de rábanos cortados en rodajas finas

1. Hierve las patatas en una olla grande a fuego alto con agua suficiente para cubrirlas. Cuécelas hasta que se ablanden y añade los guisantes unos minutos antes de que las patatas estén hechas. (Si utilizas guisantes congelados, no los cuezas con las patatas). Escurre las patatas y los guisantes y extiéndelos en una bandeja de horno con borde para que se enfríen completamente.

2. Mientras las patatas se enfrían, en un bol grande bate la mayonesa, las hierbas, la mostaza, la chalota, el zumo de limón, la miel, la sal y la pimienta. (Si utilizas guisantes congelados, agrégalos al bol y bátelos con el resto, no los descongeles). Cuando las patatas se hayan enfriado del todo, añádelas al bol con los rábanos y remuévelas suavemente para cubrirlas con el aliño. Sírvelas inmediatamente o refrigéralas hasta dos días.

Brócoli al miso

4 raciones

PREPARACIÓN: 10 MINUTOS
COCCIÓN: 5 MINUTOS

1 manojo de brócoli, sin los extremos leñosos
2 cucharadas de miso blanco
1 cucharadita de miel o sirope de arce
1 cucharadita de aminos de coco
½ cucharadita de vinagre de arroz
2 cucharadas de aceite de oliva virgen extra

½ cebolla roja pequeña, cortada en rodajas finas
1 diente de ajo pequeño, cortado en láminas finas
1 cucharadita de aceite de sésamo tostado
1 cucharadita de semillas de sésamo tostadas

1. Corta el brócoli en ramilletes y parte los tallos por la mitad a lo largo. Resérvalos.
2. En un bol pequeño, mezcla el miso, la miel, los aminos de coco y el vinagre. Reserva.
3. En una sartén grande, calienta el aceite de oliva a fuego medio-alto. Añade la cebolla y el ajo y cocina, removiendo a menudo, hasta que se ablanden, de uno a dos minutos. Añade el brócoli y cocina, sin dejar de remover, hasta que empiece a dorarse, con cuidado de no quemar el ajo, de dos a tres minutos. Tapa y cocina hasta que el brócoli esté tierno, unos dos minutos. Añade la mezcla de miso y remueve para cubrir. Rocía con aceite de sésamo. Espolvorea semillas de sésamo.

Ensalada de col rizada con vinagreta de pistachos

4 raciones

PREPARACIÓN: 10 MINUTOS
HORNEADO: 8 MINUTOS

½ taza de pistachos sin cáscara
1 manojo grande de col rizada, sin
los tallos grandes y con las hojas
cortadas en trozos grandes
⅓ de taza más 2 cucharaditas de
aceite de oliva virgen extra,
dividido

3 cucharadas de vinagre de champán
1 cucharada de alcaparras escurridas
2 cucharaditas de miel
1 diente de ajo
Sal gorda
Pimienta negra recién molida

1. Precalienta el horno a 175 °C. Coloca los pistachos en una bandeja de horno grande con borde. Hornéalos hasta que estén ligeramente tostados, de ocho a diez minutos, removiéndolos una vez a la mitad. Deja enfriar completamente.
2. Mientras tanto, pon la col rizada en un cuenco grande; rocíala con dos cucharaditas del aceite de oliva. Masajea suavemente las hojas hasta que se ablanden, de dos a tres minutos.
3. En un robot de cocina, tritura los pistachos, el aceite de oliva restante, el vinagre, las alcaparras, la miel y el ajo hasta que los frutos secos estén bien picados. Sazona al gusto con sal y pimienta negra.
4. Vierte el aliño sobre la col rizada y remueve para cubrirla.

POSTRES

Sorbete de miel y pomelo

4 raciones

PREPARACIÓN: 15 MINUTOS
CONGELACIÓN: 2 HORAS

1 taza de zumo de pomelo rosa fresco, colado
½ taza de agua
⅓ de taza de miel (preferiblemente de azahar)

2 cucharaditas de ralladura de pomelo picada
Una pizca de sal marina fina

1. Mezcla todos los ingredientes en un bol, removiendo hasta que se disuelva la miel. Pasa la mezcla a una máquina para hacer helados y bate según las instrucciones del fabricante hasta que el sorbete adquiera una consistencia firme y esponjosa.

2. Vierte la mezcla en un recipiente apto para el congelador y cubre la parte superior con un trozo de papel encerado o de pergamino antes de cerrar la tapa. Congela el sorbete hasta que se pueda tomar con una cuchara, unas dos horas.

Crumble de almendras y bayas

8 raciones

PREPARACIÓN: 20 MINUTOS
HORNEADO: 40 MINUTOS

PARA EL RELLENO

2 tazas de mezcla de bayas frescas o congeladas (como arándanos, frambuesas, moras y/o fresas)

¼ de taza de sirope de arce puro

2 cucharaditas de arrurruz

1 cucharadita de extracto puro de vainilla

¼ de cucharadita de nuez moscada molida

PARA EL *CRUMBLE*

1 taza de harina de almendra finamente molida

½ taza de copos de avena tradicional sin gluten

½ taza de coco rallado sin azúcar

½ cucharadita de levadura en polvo

½ cucharadita de sal marina fina

6 cucharadas de aceite de coco derretido o *ghee*

¼ de taza de sirope de arce puro

¼ de taza de almendras laminadas

1. Precalienta el horno a 175 °C. Unta un molde redondo de 22 centímetros con espray antiadherente. En un bol grande, mezcla las bayas, el sirope de arce, el arrurruz, la vainilla y la nuez moscada. Reserva el relleno.

2. En otro cuenco, mezcla la harina de almendra, la avena, el coco, la levadura en polvo y la sal.* En un bol pequeño, mezcla el aceite de coco derretido y el sirope de arce. Añade la mezcla líquida a los ingredientes secos y combina todo con la punta de los dedos hasta que la mezcla quede desmenuzada. Retira y reserva

---

* Adaptógeno opcional: media cucharadita de moringa en polvo.

una taza de la mezcla de migas; vierte el resto en el molde preparado. Presiona la mezcla uniformemente sobre el fondo.

3. Vierte el relleno de bayas sobre la base, luego espolvorea sobre las bayas la mezcla de migas reservada, seguida de las almendras cortadas en láminas. Hornea el *crumble* durante cuarenta minutos o hasta que las bayas estén burbujeantes y la corteza dorada.

4. Deja enfriar el *crumble* diez minutos. Después, afloja con cuidado las paredes del molde y retíralo. Deja que se enfríe completamente antes de cortarlo en trozos y servirlo.

Pudin de chocolate con nata montada de coco

6 raciones

PREPARACIÓN: 10 MINUTOS
COCCIÓN: 10 MINUTOS
REFRIGERACIÓN: DE 2 HORAS A UNA NOCHE ENTERA

2 latas de 440 mililitros de leche de coco entera
115 gramos de chocolate negro sin azúcar de buena calidad, molido

¼ de taza de agave
Una pizca de sal marina fina
Cacao en polvo sin azúcar (opcional)

1. Vierte una lata de leche de coco en un cazo y caliéntala a fuego medio (guarda la otra lata de leche de coco en el frigorífico). Cuando la leche empiece a humear, retira el cazo del fuego y añade el chocolate molido, el agave y la sal. Deja reposar cinco minutos para que se derrita el chocolate. A continuación, bate hasta que quede suave y el chocolate esté completamente derretido. Pasa el pudin a un vaso medidor con pico vertedor y repártelo uniformemente en seis ramequines o cuencos

pequeños. Tapa y refrigera el pudin hasta que cuaje, al menos dos horas, preferiblemente toda la noche.

2. Antes de servir, raspa la nata solidificada de la lata de leche de coco enfriada e introdúcela en un cuenco metálico frío. Bate con una batidora eléctrica a velocidad media-alta hasta que se formen picos suaves (las puntas se rizan). Vierte una pequeña cantidad de nata montada de coco sobre cada pudin y espolvorea por encima cacao en polvo sin azúcar, si lo deseas.

Crujiente de manzana deconstruido

4 raciones

PREPARACIÓN: 10 MINUTOS
HORNEADO: 15 MINUTOS

2 manzanas Granny Smith o Gala, peladas si lo deseas, cortadas por la mitad y sin corazón
1 cucharada más 2 cucharaditas de aceite de coco, divididas
¼ de taza de almendras enteras sin sal, picadas gruesas

¼ de taza de pistachos sin sal, picados gruesos
¼ de taza de coco rallado sin azúcar
½ cucharadita de canela molida
¼ de cucharadita de cilantro picado
Miel o sirope de arce puro

1. Precalienta el horno a 190 °C. Coloca las manzanas, con el lado cortado hacia arriba, en un molde para hornear de 20 x 20 centímetros. Rocíalas con las dos cucharaditas de aceite de coco. Hornea durante quince minutos o hasta que estén tiernas.

2. Mientras tanto, para el crujiente, en una sartén mediana, calienta la cucharada restante de aceite de coco a fuego medio. Añade las almendras y los pistachos y cocina, removiendo a menudo, durante dos minutos. Agrega el coco y cocina, removiendo a

menudo, hasta que los frutos secos y el coco estén tostados. Espolvorea con la canela y el cilantro.*

3. Coloca una mitad de manzana en cada uno de los cuatro platos. Añade por encima el crujiente y rocía con miel o sirope.

---

* Adaptógeno opcional: media cucharadita de maca en polvo.

SNACKS

Dátiles rellenos

4 raciones

PREPARACIÓN: 20 MINUTOS

8 almendras enteras

8 albaricoques secos sin azúcar añadido, partidos por la mitad

8 dátiles Medjool blandos, sin hueso, pero enteros

½ taza de mantequilla de almendras, dividida

½ taza de coco desecado sin azúcar

1. Rellena con una almendra y un albaricoque seco la cavidad de cada dátil deshuesado.

2. Unta dos cucharaditas de la mantequilla de almendras dentro de cada dátil. Masajea suavemente el dátil para ayudar a distribuir la mantequilla en el interior.

3. Esparce el coco en un plato pequeño. Pasa el lado cortado de cada dátil por el coco para recubrirlo. Guárdalos en un recipiente hermético a temperatura ambiente hasta tres días.

Granola de semillas y frutos secos con aroma de canela y bayas de *goji*

10 raciones

PREPARACIÓN: 10 MINUTOS
HORNEADO: 20 MINUTOS
REFRIGERACIÓN: 15 MINUTOS

¼ de taza de *ghee* o aceite de coco
2 cucharadas de sirope de arce puro
1 cucharadita de canela molida
½ cucharadita de sal marina fina
1 taza de nueces crudas picadas
1 taza de almendras crudas laminadas

1 taza de pepitas crudas (semillas de calabaza verdes)
1 taza de copos de coco sin azúcar
½ taza de pipas de girasol crudas
½ taza de bayas de *goji* secas

1. Precalienta el horno a 160 °C. En un cuenco apto para microondas, derrite el *ghee* o el aceite de coco con el sirope de arce, la canela y la sal.* Añade las nueces, las almendras, las pepitas, los copos de coco y las pipas de girasol; remueve para recubrirlos.

2. Esparce la mezcla uniformemente sobre una bandeja grande forrada de papel pergamino y con reborde. Hornea hasta que los frutos secos estén tostados y la mezcla seca, removiendo dos o tres veces durante la cocción, de veinte a treinta minutos.

3. Retira la granola del horno y déjala enfriar por completo antes de añadir las bayas de *goji*. Guarda la granola en un recipiente hermético hasta una semana.

---

* Adaptógeno opcional: una cucharadita de *ginseng* siberiano.

Hummus de alubias negras

8 raciones

PREPARACIÓN: 15 MINUTOS

3 dientes de ajo

1 jalapeño, sin semillas y picado

½ taza de mantequilla de cacahuete natural, mantequilla de almendras o tahini

¼ de taza de zumo de lima fresco

2 latas de 425 gramos de alubias negras, escurridas y enjuagadas

1 cucharadita de comino molido

½ cucharadita de cilantro picado

½ cucharadita de chile ancho molido o chile en polvo

½ cucharadita de sal marina fina

Variedad de verduras frescas cortadas, como coliflor, zanahorias y/o tiras de pimiento morrón

Chips de boniato o plátano fritos para mojar en el hummus

1. En un procesador de alimentos, tritura el ajo y el jalapeño hasta que queden picados. Añade la mantequilla o el tahini y el zumo de lima; tritura hasta que quede suave.

2. Incorpora las alubias negras escurridas, el comino, el cilantro, el chile y la sal. Tritura hasta que quede una pasta uniforme, rascando periódicamente las paredes del bol del procesador. Si el hummus queda demasiado espeso, añade agua, cucharada a cucharada, hasta conseguir la consistencia deseada.

3. Guarda el hummus en el frigorífico en un recipiente hermético hasta un máximo de cinco días. Sírvelo con verduras frescas variadas o chips para mojar.

Aguacates rellenos de ensalada de cangrejo

4 a 6 raciones

PREPARACIÓN: 15 MINUTOS

450 gramos de carne de cangrejo, en trozos grandes

¾ de taza de apio finamente picado

¼ de taza de pimiento rojo finamente picado

2 cucharadas de cebollino picado fino

2 cucharadas de estragón o perejil de hoja plana frescos y picados

3 cucharadas de mayonesa de aceite de oliva

1 cucharada de zumo de limón fresco

2 cucharaditas de mostaza de Dijon

1 cucharadita de sal gorda

½ cucharadita de pimienta negra gruesa

2 o 3 aguacates, partidos por la mitad y sin hueso

Cogollos pequeños de brócoli

1. En un bol mediano, mezcla con cuidado la carne de cangrejo, el apio, el pimiento, el cebollino y el estragón.
2. En un bol pequeño, mezcla la mayonesa, el zumo de limón, la mostaza, la sal y la pimienta negra. Incorpora a la mezcla de carne de cangrejo.
3. Pon un poco de la ensalada de cangrejo en cada mitad de aguacate. Esparce por encima los cogollos pequeños de brócoli.

Barritas energéticas

8 raciones

PREPARACIÓN: 30 MINUTOS
HORNEADO: 10 MINUTOS
REFRIGERACIÓN: 30 MINUTOS

1 taza de copos de avena tradicionales sin gluten

1 taza de nueces crudas, picadas gruesas

¼ de taza de anacardos crudos

¼ de taza de pipas de girasol crudas

1 cucharada de semillas de lino

1 cucharada de semillas de sésamo

½ taza de pasas doradas

½ taza de dátiles Medjool deshuesados y picados

½ taza de albaricoques secos picados

½ taza de mantequilla de frutos secos natural (cacahuete, almendra, anacardo, etc.)

½ taza de miel

2 cucharadas de cacao en polvo sin azúcar

¼ de cucharadita de sal marina fina

1. Precalienta el horno a 190 °C. Unta un molde para hornear de 20 x 20 centímetros con espray antiadherente. Esparce la avena, las nueces, los anacardos, las pipas de girasol, las semillas de lino y las semillas de sésamo en una bandeja con borde y tuéstalos en el horno de diez a quince minutos, removiéndolos de vez en cuando.

2. Pasa la mezcla de avena tostada a un bol grande. Añade las pasas, los dátiles y los albaricoques; remueve para mezclar. Funde la mantequilla de frutos secos, la miel, el cacao en polvo y la sal* en un cazo pequeño; cuando esté líquido, viértelo sobre la mezcla de avena y remueve para cubrirla bien.

---

* Adaptógeno opcional: una cucharadita de maca en polvo.

3. Presiona la mezcla uniformemente en el molde preparado. Refrigérala hasta que esté firme y córtala en ocho barritas. Guárdalas en un recipiente hermético a temperatura ambiente o en el frigorífico hasta una semana; congélalas hasta un mes (descongélalas a temperatura ambiente).

CAPÍTULO 9

Una vida sin inflagüenza

Ojalá que estos últimos 21 días hayan estado llenos de autodescubrimiento, reflexión y aprendizaje. Si has seguido alguno de mis otros planes de estilo de vida, probablemente el que aparece en este libro te haya parecido muy diferente. Puede que, a algunos, os resultara sencillo y fácil de seguir y completar; a otros, en cambio, las tareas relacionadas con las emociones tal vez os hayan sacado de vuestra zona de confort. Quizá te parezca que una dieta de eliminación es coser y cantar, comparada con los ejercicios de mindfulness que llevamos a cabo en este plan.

Lo que espero que obtengas de este plan y de este libro en general es una perspectiva más amplia de lo que constituye el bienestar físico y mental. Durante los últimos 21 días, hemos tomado medidas para alimentarnos, no solo físicamente, sino también en los planos mental, emocional y espiritual.

Sea cual sea tu experiencia, sé que, a estas alturas, todo el mundo se hace la misma pregunta: «¿Y ahora qué?». Pues bien, este capítulo está diseñado para responder a esa pregunta y a muchas más.

Más allá de los 21 días

Como he dicho antes, este libro es ligeramente diferente de los demás, pero la verdad es que todas son distintas facetas del mismo diamante del bienestar: reflejan la luz a su manera; sin embargo, forman parte del mismo arte de estar bien. Si quieres continuar tu viaje hacia el bienestar, te animo a que dediques un tiempo a reflexionar y determinar qué prácticas del plan puedes incorporar a tu vida cotidiana. Pregúntate: «¿Qué prácticas me ayudarán a prevenir la inflagüenza y a alimentar lo mejor posible tanto mi intestino como mi mente?». La respuesta podría consistir en establecer límites diarios en cuanto al móvil, practicar la meditación, tomar un probiótico, hacer ayuno intermitente flexible o incluso permitirte una buena llantina para desahogarte de vez en cuando. Asegúrate de que atiendes tanto a los elementos del intestino como a los de las emociones, porque son igualmente importantes para tu salud y tu bienestar generales.

Asimismo, te animo a que, cuando termines con el plan y vuelvas a tu rutina, pienses en las siguientes características fundamentales del plan intestinal-emocional:

- Comer los alimentos que te sientan bien e ir cambiándolos a medida que cambien tus necesidades, sin juzgarte ni sentirte culpable por ello.
- Dedicar tiempo a honrar tu esfera emocional y psicológica, aportando comidas metafísicas diarias e invirtiendo en este aspecto de la salud tanto como en la alimentación o el ejercicio.
- Practicar la autocompasión radical. Ser tu fan número uno, en cada paso del camino.

Juntas, estas tres medidas constituyen la salsa secreta de una vida sana y feliz a largo plazo. Sí, ¡así de sencillo! Espero que retomes este libro, el plan y las recetas cuando necesites que te recuerden lo importante que es tomarse las cosas con calma y cuidarse.

Si quieres seguir experimentando con tu salud y tu bienestar, te aconsejo que pruebes también los planes de mis otros libros:

- *Ayuno intuitivo*. Recomiendo este libro a cualquiera que busque simplificar su estilo de vida, mejorar el bienestar general, promover la longevidad y curarse de afecciones metabólicas por medio de la práctica de un ayuno consciente y flexible.
- *El espectro de la inflamación*. Esta obra es la indicada para quienes padecen sensibilidad alimentaria, una enfermedad autoinmune u otro problema de salud basado en la inflamación.
- *Mi plan keto-tariano*. Este libro es ideal para quienes deseen variar su dieta y disfrutar de los increíbles alimentos vegetales (en su gran mayoría) que ofrece la Tierra, para dar un giro fresco y mediterráneo a la dieta cetogénica.

Mis otros tres libros contienen planes alimentarios más específicos, especialmente la dieta de eliminación de *El espectro de la inflamación*. Puedes probar uno o seguirlos todos y volver al plan intestinal-emocional de 21 días siempre que sientas que tu cerebro y el resto de tu cuerpo necesitan algo de tiempo y atención. También hablo de todos estos temas en mi pódcast *The Art of Being Well*.* Si crees que necesitas un enfoque aún más personalizado de la alimentación o te gustaría disponer de análisis exhaustivos y orientación en medicina funcional para tus objetivos de salud

* N. del T.: El arte de estar bien.

específicos, visita www.drwillcole.com para informarte sobre mi centro de teleasistencia.

Paz alimentaria y paz corporal

A lo largo de este libro te he mostrado las herramientas que necesitas para empezar a vivir una vida libre de inflagüenza. Seguramente muchos estabais convencidos de que ibais a aprender a lograr una salud emocional tan perfecta que no afectara nunca a vuestra salud física y que seríais capaces de controlar el estrés por completo y vivir siempre en el momento presente. Pero eso es una quimera. ¿Por qué? Porque los humanos no somos capaces de alcanzar la perfección, y el cuerpo humano es inherentemente defectuoso y, a la vez, extraordinario.

Cuando algo va mal con nuestra salud o nuestra felicidad, lo que inevitablemente nos ocurrirá a todos en un momento u otro, la única salida es la aceptación y la autocompasión. Tenemos que permitirnos ser humanos. De lo contrario, empezamos a culparnos por cada pequeño paso en falso o cosa que sale mal. Y donde hay culpa, hay vergüenza. Una y otra vez me encuentro con pacientes que sienten que tienen fallos o carencias. ¿Por qué? Porque quieren obtener ese estándar inalcanzable de despertarse cada día sintiéndose impecables, llenos de energía y felices. Esa es una expectativa demasiado elevada para estar a la altura, ¿no crees?

A lo largo de todo este libro, desafiamos en numerosas ocasiones la idea de que si haces lo suficiente –si completas esa limpieza, comes lo apropiado y haces los entrenamientos más duros– alcanzarás una salud y una felicidad óptimas. Por muy partidario que sea de una buena limpieza o de una clase de ejercicio, tener una conexión intestinal-emocional saludable no consiste solo en tachar cosas de una lista. De hecho, diría que una de las partes más importantes para restablecer la salud de la conexión intestinal-emocional es dedicar un tiempo a centrarnos en hacer menos. En lugar de hacer más cosas, nos centramos más en ser. El comportamiento autosaboteador surge porque no somos conscientes de nuestro valor intrínseco. El propietario de un coche de lujo no necesita que le digan que tenga mucho cuidado con cómo reposta, limpia, conduce y aparca su valioso vehículo. En cambio, al conductor de un coche viejo, oxidado y decrépito quizá le traiga sin cuidado que se estropee un poco más. Muchos no nos creemos merecedores de lo bueno; estamos convencidos de que tenemos algo dentro que no es digno de amor. Lo que de verdad lo cambia todo es saber que eres un Lamborghini y no un trozo de chatarra barata. Ser consciente de que eres una creación valiosa que merece el bienestar es el camino hacia la paz alimentaria y corporal, un catalizador para la curación sostenible. No se trata de modificar el comportamiento ni de avergonzarte de tu estado actual para que de esa manera cambies y llegues al bienestar. El cambio de paradigma consiste en darse cuenta de que el autocuidado es una expresión de autoestima. Este libro es tu pausa simbólica para descubrir lo que está en consonancia con cómo quieres sentirte y lo que no lo está: un recuerdo profundo de quien estás destinado a ser.

El viaje hacia la sanación es el viaje de vuelta al hogar, a ti mismo, por completo. Si te tomas en serio la aplicación de las prácticas de este libro, harás las paces con tus heridas y, al mismo tiempo, crearás el espacio necesario para sanarlas. En cuanto sanes tu conexión intestinal-emocional, se acabará la guerra entre tu cuerpo y la comida. Es entonces cuando encontrarás la paz alimentaria y corporal. Y recuerda que no tienes que controlarlo todo ni tener todo resuelto para empezar a mejorar tu salud y tus emociones. La salud puede surgir, incluso habiendo imperfecciones.

La resistencia interior, la vergüenza y el desprecio por esas partes de ti que consideras inaceptables interrumpen esa delicada conexión intestinal-emocional y sabotean tus esfuerzos por alcanzar la salud. Sé amable contigo mismo. La aceptación radical es precisamente eso: *radical*. Nutrir tu cuerpo y tu espíritu con alimentos y momentos de quietud es una forma de recuperar tu poder. Curarte a ti mismo es un acto de rebelión, culturalmente; y, a nivel personal, un acto de empoderamiento. Hoy en día, sanarte de acuerdo con tu propio criterio, como cualquier acto de albedrío, libre pensamiento y voluntad, es un acto verdaderamente revolucionario. Pero, sin duda, la paz proviene de conseguir un bienestar radiante.

A medida que sigas sanando tu conexión intestinal-emocional, dejarás de luchar contra la realidad y de reaccionar de forma impulsiva o destructiva, y dejarás a un lado la amargura y la vergüenza. He visto esta evolución a diario, en personas corrientes que alcanzan niveles extraordinarios de profundo bienestar y resurgen de las cenizas de lo que ya no les sirve. Justamente eso es lo que te deseo. Ten presente que tú eres la mayor obra maestra que jamás llevarás a cabo. En esto, querido amigo, consiste el arte de estar bien.

Notas

Capítulo 1

1. Thomas C. Neylan y Aoife O'Donovan, «Inflammation and PTSD». *PTSD Research Quarterly* 29, n.º 4 (2019); https://www.ptsd.va.gov/publications/rq_docs/V29N4.pdf.

2. Fahimeh Haghighatdoost, Awat Feizi, Ahmad Esmaillzadeh, *et al.*, «Drinking Plain Water Is Associated with Decreased Risk of Depression and Anxiety in Adults: Results from a Large Cross-Sectional Study». *World Journal of Psychiatry* 8, n.º 3 (2018): 88-96; doi: 10.5498/wjp.v8.i3.88.

3. Supa Pengpid y Karl Peltzer, «High Sedentary Behaviour and Low Physical Activity Are Associated with Anxiety and Depression in Myanmar and Vietnam». *International Journal of Environmental Research and Public Health* 16, n.º 7 (2019): 1251; doi: 10.3390/ ijerph16071251.

4. Brené Brown, «Shame Is Lethal». *SuperSoul Sunday*, OWN, 24 de marzo de 2013; https://www.youtube.com/watch?v=GEBjNv5M784.

5. Luna Dolezal y Barry Lyons, «Health-Related Shame: An Affective Determinant of Health». *Medical Humanities* 43, n.º 3 (2017): 257-263; doi: 10.1136/medhum-2017-011186.

6. Juliana G. Breines, Myriam V. Thoma, Danielle Gianferante, *et al.*, «Self-Compassion as a Predictor of Interleukin-6 Response to Acute Psychosocial Stress». *Brain, Behavior, and Immunity* 37 (2014): 109-114; doi: 10.1016/j.bbi.2013.11.006.

Capítulo 2

1. John B. Furness, Brid P. Callaghan, Leni R. Rivera y Hyun-Jung Cho, «The Enteric Nervous System and Gastrointestinal Innervation:

Integrated Local and Central Control». *Advances in Experimental Medicine and Biology* 817 (2014): 39-71; doi: 10.1007/978-1-4939-0897-4_3.

2. Tatenda A. Mudyanadzo, Chandanbindya Hauzaree, Oksana Yerokhina, *et al.*, «Irritable Bowel Syndrome and Depression: A Shared Pathogenesis». *Cureus* 10, n.º 8 (2018): e3178; doi: 10.7759/cureus.3178.

3. Charles Darwin, *The Expression of the Emotions in Man and Animals*, Nueva York: D. Appleton, 1897, 69.

4. Adi Aran, Maya Eylon, Moria Harel, *et al.*, «Lower Circulating Endocannabinoid Levels in Children with Autism Spectrum Disorder». *Molecular Autism* 10, n.º 2 (2019): 2; doi: 10.1186/s13229-019-0256-6.

5. Ethan B. Russo, «Clinical Endocannabinoid Deficiency Reconsidered: Current Research Supports the Theory in Migraine, Fibromyalgia, Irritable Bowel, and Other Treatment-Resistant Syndromes». *Cannabis and Cannabinoid Research* 1, n.º 1 (2016): 154-165; doi: 10.1089/can.2016.0009.

6. Amar Sarkar, Soili M. Lehto, Siobhán Harty, *et al.*, «Psychobiotics and the Manipulation of Bacteria-Gut-Brain Signals». *Trends in Neuroscience* 39, n.º 11 (2016): 763-781; doi: 10.1016/j.tins.2016.09.002.

7. Monique Aucoin, Laura LaChance, Umadevi Naidoo, *et al.*, «Diet and Anxiety: A Scoping Review». *Nutrients* 13, n.º 12 (2021): 4418; doi: 10.3390/nu13124418.

8. Satu Immonen, Jyrki Launes, Ilkka Järvinen, *et al.*, «Moderate Alcohol Use Is Associated with Decreased Brain Volume in Early Middle Age in Both Sexes». *Scientific Reports* 10, n.º 1 (2020): 13998; doi: 10.1038/s41598-020-70910-5.

9. Joshua P. Smith y Carrie L. Randall, «Anxiety and Alcohol Use Disorders: Comorbidity and Treatment Considerations». *Alcohol Research: Current Reviews* 34, n.º 4 (2012): 414-431; PMCID: PMC3860396.

10. Anna Ford, «How 'Dry January' Is the Secret to Better Sleep, Saving Money and Losing Weight». Universidad de Sussex, 2 de enero de 2019; https://www.sussex.ac.uk/news/article/47131-how-dry-january-is-the-secret-to-better-sleep-saving-money-and-losing-weight.

11. Karen M. Davison, Shen Lamson Lin, Hongmei Tong, *et al.*, «Nutritional Factors, Physical Health and Immigrant Status Are Associated with Anxiety Disorders among Middle-Aged and Older Adults: Findings from Baseline Data of the Canadian Longitudinal Study on Aging (CLSA)». *International Journal of Environmental Research and Public Health* 17, n.º 5 (2020): 1493; doi: 10.3390/ijerph17051493; University of Toronto, «Low Fruit and Vegetable Intakes and Higher Body

Fat Linked to Anxiety Disorders». *EurekAlert!*, 27 de febrero de 2020; https://www.eurekalert.org/news-releases/889635.

12. Felice N. Jacka, Adrienne O'Neil, Rachelle Opie, *et al.*, «A Randomised Controlled Trial of Dietary Improvement for Adults with Major Depression (the 'SMILES' Trial)». *BMC Medicine* 15, n.º 1 (2017): 23; doi: 10.1186/s12916-017-0791-y.

13. Rachel Feltman, «The Gut's Microbiome Changes Rapidly with Diet». *Scientific American*, 14 de diciembre de 2013; https://www.scientifica-merican.com/article/the-guts-micro biome-changes-diet/.

Capítulo 3

1. Michael Ashworth, «Can Stress Cause Death?». PsychCentral, 29 de junio de 2022; https://psychcentral.com/stress/is-stress-the-number-one-killer.

2. Nicholas A. Cummings y Gary R. VandenBos, «The Twenty Years Kaiser-Permanente Experience with Psychotherapy and Medical Utilization: Implications for National Health Policy and National Health Insurance». *Health Policy Quarterly* 1, n.º 2 (1981): 159-175.

3. National Institute for Occupational Safety and Health, «STRESS... At Work». Centers for Disease Control and Prevention, 7 de octubre de 2020; https://www.cdc.gov/niosh/docs/99-101/default.html.

4. Vivek Pillai, Thomas Roth, Heather M. Mullins y Christopher L. Drake, «Moderators and Mediators of the Relationship Between Stress and Insomnia: Stressor Chronicity, Cognitive Intrusion, and Coping». *Sleep* 37, n.º 7 (2014): 1199-1208A; doi: 10.5665/sleep.3838.

5. Rajita Sinha y Ania M. Jastreboff, «Stress as a Common Risk Factor for Obesity and Addiction». *Biological Psychiatry* 73, n.º 9 (2013): 827-835; doi: 10.1016/j.biopsych.2013.01.032.

6. Boonsong Ongphiphadhanakul, Shi Lieh Fang, Kam-Tsun Tang, *et al.*, «Tumor Necrosis Factor-Alpha Decreases Thyrotropin-Induced 5'-Deiodinase Activity in FRTL-5 Thyroid Cells». *European Journal of Endocrinology* 130, n.º 5 (1994): 502-507; doi: 10.1530/eje.0.1300502.

7. Nicholas J. Justice, «The Relationship Between Stress and Alzheimer's Disease». *Neurobiology of Stress* 8 (2018): 127-133; doi: 10.1016/j.ynstr.2018.04.002.

8. Nicole D. Powell, Erika K. Sloan, Michael T. Bailey y Steven W. Cole, «Social Stress Up-Regulates Inflammatory Gene Expression in the Leukocyte Transcriptome Via β-Adrenergic Induction of Myelopoiesis». *Proceedings of the National Academy of Sciences of the USA 110*, n.º 41 (2013): 16574-16579; doi: 10.1073/pnas.1310655110.

9. Elizabeth Mostofsky, Malcolm Maclure, Jane B. Sherwood, *et al.*, «Risk of Acute Myocardial Infarction After the Death of a Significant Person in One's Life: The Determinants of Myocardial Infarction Onset Study». *Circulation* 125, n.º 3 (2012): 491-496; doi: 10.1161/CIRCULA-TIONAHA.111.061770.

10. Elizabeth Mostofsky, «Beth Israel Study: You Can Die of a Broken Heart». *Boston Business Journal*, 9 de enero de 2012; https://www.bizjournals.com/boston/news/2012/01/09/beth-israel-it-is-possible-to-die-of.html.

11. Mihaela-Luminita Staicu y Mihaela Cutov, «Anger and Health Risk Behaviors». *Journal of Medicine and Life* 3, n.º 4 (2010): 372-375; PMCID: PMC3019061.

12. Sherita Hill Golden, Janice E. Williams, Daniel E. Ford, *et al.*, «Anger Temperament Is Modestly Associated with the Risk of Type 2 Diabetes Mellitus: The Atherosclerosis Risk in Communities Study». *Psychoneuroendocrinology* 31, n.º 3 (2006): 325-332; doi: 10.1016/j.psyneuen.2005.08.008.

13. Yára Dadalti Fragoso, Erika Oliveira da Silva y Alessandro Finkelsztejn, «Correlation Between Fatigue and Self-Esteem in Patients with Multiple Sclerosis». *Arquivos de Neuro-Psiquiatria* 67, n.º 3B (2009): 818-821; doi: 10.1590/s0004-282x2009000500007.

14. Vincent J. Felitti, Robert F. Anda, Dale Nordenberg, *et al.*, «Relationship of Childhood Abuse and Household Dysfunction to Many of the Leading Causes of Death in Adults. The Adverse Childhood Experiences (ACE) Study». *American Journal of Preventive Medicine* 14, n.º 4 (1998): 245-258; doi: 10.1016/s0749-3797(98)00017-8.

15. Shanta R. Dube, DeLisa Fairweather, William S. Pearson, *et al.*, «Cumulative Childhood Stress and Autoimmune Diseases in Adults». *Psychosomatic Medicine* 71, n.º 2 (2009): 243-250; doi: 10.1097/PSY.0b013e3181907888.

16. Brent Bezo y Stefania Maggi, «Living in 'Survival Mode': Intergenerational Transmission of Trauma from the Holodomor Genocide of 1932-1933 in Ukraine». *Social Science & Medicine* 134 (2015): 87-94; doi: 10.1016/j.socscimed.2015.04.009.

17. Tori Rodriguez, «Descendants of Holocaust Survivors Have Altered Stress Hormones». *Scientific American*, 1 de marzo de 2015; https://www.scientificamerican.com/article/descendants-of-holocaust-survivors-have-altered-stress-hormones/.

18. Lingshu Zhang, Pingying Qing, Hang Yang, *et al.*, «Gut Microbiome and Metabolites in Systemic Lupus Erythematosus: Link, Mechanisms

and Intervention». *Frontiers in Immunology* 12 (2021): 686501; doi: 10.3389/fimmu.2021.686501.

19. Sergey Yegorov, Dimitriy Babenko, Samat Kozhakhmetov, *et al.*, «Psoriasis Is Associated with Elevated Gut IL-1α and Intestinal Microbiome Alterations». *Frontiers in Immunology* 11 (2020): 571319; doi: 10.3389/fimmu.2020.571319.

20. Odelya Gertel Kraybill, «PTSD May Be a Risk Factor for Autoimmune Disease». *Psychology Today*, 28 de febrero de 2020; https://psychologytoday.com/us/blog/expressive-trauma-integration/202002/ptsd-may-be-risk-factor-autoimmune-disease.

21. Deborah Boggs Bookwalter, Kimberly A. Roenfeldt, Cynthia A. Leard-Mann, *et al.*, «Posttraumatic Stress Disorder and Risk of Selected Autoimmune Diseases Among US Military Personnel». *BMC Psychiatry* 20, n.º 1 (2020): 23; doi: 10.1186/s12888-020-2432-9.

22. Cohen Veterans Network, «America's Mental Health 2018». Publicado *online* el 10 de octubre de 2018; https://www.cohenveteransnetwork.org/wp-content/uploads/2018/10/Research-Summary-10-10-2018.pdf.

23. John Weeks, «IFM Survey Teases Characteristics of Functional Medicine Practice». *Integrative Practitioner*, 19 de agosto de 2016; https://www.integrativepractitioner.com/practice-management/news/ifm-survey-teases-on-characteristics-of-functional-medicine-practice.

24. National Institute of Mental Health, Mental Health Information Statistics, https://www.nimh.nih.gov/health/statistics/prevalence/any-mental-illness-ami-among-us-adults.shtml. Centers for Disease Control and Prevention Morbidity and Mortality Weekly Report, https://www.cdc.gov/mmwr/volumes/66/wr/mm6630a6.htm. C. Pritchard, A. Mayers y D. Baldwin, «Changing Patterns of Neurological Mortality in the 10 Major Developed Countries 1979-2010». *Public Health* 127, n.º 4 (2013): 357-368; doi:10.1016/j.puhe.2012.12.018.

25. J. M. Twenge, «The Age of Anxiety? The Birth Cohort Change in Anxiety and Neuroticism, 1952-1993». *Journal of Personality and Social Psychology*, 79, n.º 6 (2000): 1007-1021; https://doi.org/10.1037/0022-3514.79.6.1007.

26. Barbara Starfield, «Is US Health Really the Best in the World?». *JAMA* 284, n.º 4 (2000): 483-485; doi: 10.1001/jama.284.4.483.

27. Jason Lazarou, Bruce H. Pomeranz y Paul N. Corey, «Incidence of Adverse Drug Reactions in Hospitalized Patients: A Meta-Analysis of Prospective Studies». *JAMA* 279, n.º 15 (1998): 1200-1205; doi: 10.1001/jama.279.15.1200.

Capítulo 4

1. WorldHealthOrganization,«WHORevealsLeadingCausesofDeathand Disability Worldwide: 2000.2019». *Boletín informativo*, 9 de diciembre de 2020; https://www.who.int/news/item/09-12-2020-who-reveals-leading-causes-of-death-and-disability-worldwide-2000-2019.

2. Centers for Disease Control and Prevention, «National Diabetes Statistics Report». https://www.cdc.gov/diabetes/basics/prediabetes. html#:~:text=Approximately%2096%20million%20American%20adults,%2C%20heart%20disease%2C%20and%20stroke.

3. Nielson T. Baxter, Nicholas A. Lesniak, Hamide Sinani, *et al.*, «The Glucoamylase Inhibitor Acarbose Has a Diet-Dependent and Reversible Effect on the Murine Gut Microbiome». *mSphere 4*, n.º 1 (2019): e00528-18; doi: 10.1128/mSphere.00528-18.

4. Samuel J. Kallus y Lawrence J. Brandt, «The Intestinal Microbiota and Obesity». *Journal of Clinical Gastroenterology* 46, n.º 1 (2012): 16-24; doi: 10.1097/MCG.0b013e31823711fd.

5. Jotham Suez, Tal Korem, David Zeevi, *et al.*, «Artificial Sweeteners Induce Glucose Intolerance by Altering the Gut Microbiota». *Nature* 514 (2014): 181-186; doi: 10.1038/nature13793.

6. American Thyroid Association, «General Information/Press Room». 13 de marzo de 2012; https://www.thyroid.org/media-main/press-room/.

7. Dominika Berent, Krzysztof Zboralski, Agata Orzechowska y Piotr Gałecki, «Thyroid Hormones Association with Depression Severity and Clinical Outcome in Patients with Major Depressive Disorder». *Molecular Biology Reports* 41, n.º 4 (2014): 2419-2425; doi: 10.1007/s11033-014-3097-6.

8. Agathocles Tsatsoulis, «The Role of Stress in the Clinical Expression of Thyroid Autoimmunity». *Annals of the New York Academy of Sciences* 1088 (2006): 382-395; doi: 10.1196/annals.1366.015.

9. Olga Yaylali, Suna Kiraç, Mustafa Yilmaz, *et al.*, «Does Hypothyroidism Affect Gastrointestinal Motility?». *Gastroenterology Research and Practice* 2009 (2009): 529802; doi: 10.1155/2009/529802.

10. Andrew E. Rosselot, Christian I. Hong y Sean R. Moore, «Rhythm and Bugs: Circadian Clocks, Gut Microbiota, and Enteric Infections». *Current Opinion in Gastroenterology* 32, n.º 1 (2016): 7-11; doi: 10.1097/MOG.0000000000000227.

11. Gosia Lipinska, Beth Stuart, Kevin G. F. Thomas, *et al.*, «Preferential Consolidation of Emotional Memory During Sleep: A Meta-Analysis». *Frontiers in Psychology* 10 (2019): 1014; doi: 10.3389/fpsyg.2019.01014.

12. Erik Schéle, Louise Grahnemo, Fredrik Anesten *et al.*, «The Gut Microbiota Reduces Leptin Sensitivity and the Expression of the Obesity-Suppressing Neuropeptides Proglucagon (Gcg) and Brain-Derived Neurotrophic Factor (Bdnf) in the Central Nervous System». *Endocrinology* 154, n.º 10 (2013): 3643-3651; doi: 10.1210/en.2012-2151.

13. Lisa M. Jaremka, Martha A. Belury, Rebecca R. Andridge, *et al.* «Interpersonal Stressors Predict Ghrelin and Leptin Levels in Women». *Psychoneuroendocrinology* 48 (2014): 178-188; doi: 10.1016/j.psyneuen.2014.06.018.

Capítulo 5

1. Kelly M. Adams, Martin Kohlmeier y Steven H. Zeisel, «Nutrition Education in U.S. Medical Schools: Latest Update of a National Survey». *Academic Medicine* 85, n.º 9 (2010): 1537-1542; doi: 10.1097/ACM.0b013e3181eab71b.

2. Marigold Castillo, Ronald Feinstein, James Tsang y Martin Fisher, «Basic Nutrition Knowledge of Recent Medical Graduates Entering a Pediatric Residency Program». *International Journal of Adolescent Medicine and Health* 28, n.º 4 (2016): 357-361; doi: 10.1515/ijamh-2015-0019.

3. Agnès Le Port, Alice Gueguen, Emmanuelle Kesse-Guyot, *et al.* «Association Between Dietary Patterns and Depressive Symptoms over Time: A 10-Year Follow-Up Study of the GAZEL Cohort». *PLoS One* 7, n.º 12 (2012): e51593; doi: 10.1371/journal.pone.0051593.

4. David Mischoulon, «Omega-3 Fatty Acids for Mood Disorders». *Harvard Health*, 27 de octubre de 2020; https://www.health.harvard.edu/blog/omega-3-fatty-acids-for-mood-disorders-2018080314414.

5. Elisabetta Lauretti y Domenico Praticò, «Effect of Canola Oil Consumption on Memory, Synapse and Neuropathology in the Triple Transgenic Mouse Model of Alzheimer's Disease». *Scientific Reports* 71, n.º 1 (2017): 17134; doi: 10.1038/s41598-017-17373-3.

6. Irwin J. Schatz, Kamal Masaki, Katsuhiko Yano, *et al.*, «Cholesterol and All-Cause Mortality in Elderly People from the Honolulu Heart Program: A Cohort Study». *Lancet* 358, n.º 9279 (2001): P351-P355; doi: 10.1016/S0140-6736(01)05553-2.

7. MedlinePlus Medical Encyclopedia, «Facts About Trans Fats». *National Library of Medicine*, https://medlineplus.gov/ency/patientinstructions/000786.htm.

8. Dominika Głabska , Dominika Guzek, Barbara Groele y Krystyna Gutkowska, «Fruit and Vegetable Intake and Mental Health in Adults: A

Systematic Review». *Nutrients* 12, n.º 1 (2020): 115; doi: 10.3390/nu12010115.

9. Simone Radavelli-Bagatini, Lauren C. Blekkenhorst, Marc Sim, *et al.*, «Fruit and Vegetable Intake Is Inversely Associated with Perceived Stress Across the Adult Lifespan». *Clinical Nutrition* 40, n.º 5 (2021): 2860-2867; doi: 10.1016/j.clnu.2021.03.043.

10. Natalia S. Klimenko, Alexander V. Tyakht, Anna S. Popenko, *et al.*, «Microbiome Responses to an Uncontrolled Short-Term Diet Intervention in the Frame of the Citizen Science Project». *Nutrients* 10, n.º 5 (2018): 576; doi:10.3390/nu10050576.

Capítulo 6

1. George M. Slavich y Michael R. Irwin, «From Stress to Inflammation and Major Depressive Disorder: A Social Signal Transduction Theory of Depression». *Psychological Bulletin* 140, n.º 3 (2014): 774-815; doi: 10.1037/a0035302.

2. Hans Kirschner, Willem Kuyken, Kim Wright, *et al.*, «Soothing Your Heart and Feeling Connected: A New Experimental Paradigm to Study the Benefits of Self-Compassion». *Clinical Psychological Science* 7, n.º 3 (2019): 545-565; doi: 10.1177/2167702618812438.

3. Emiliano Ricciardi, Giuseppina Rota, Lorenzo Sani, *et al.*, «How the Brain Heals Emotional Wounds: The Functional Neuroanatomy of Forgiveness». *Frontiers in Human Neuroscience* 7 (2013): 839; doi: 10.3389/fnhum.2013.00839.

4. Bessel van der Kolk, *El cuerpo lleva la cuenta: cerebro, mente y cuerpo en la superación del trauma*, Editorial Eleftheria S. L., 2020.

5. Madhav Goyal, Sonal Singh, Erica M. S. Sibinga, *et al.*, «Meditation Programs for Psychological Stress and Well-Being: A Systematic Review and Meta-Analysis». *JAMA Internal Medicine* 174, n.º 3 (2014): 357-368; doi:10.1001/jamainternmed.2013.13018.

6. «Meditation and Mindfulness: What You Need to Know». *National Center for Complementary and Integrative Health*, https://www.nccih.nih.gov/health/meditation-and-mindfulness-what-you-need-to-know.

7. Jenna E. Boyd, Ruth A. Lanius y Margaret C. McKinnon, «Mindfulness-Based Treatments for Posttraumatic Stress Disorder: A Review of the Treatment Literature and Neurobiological Evidence». *Journal of Psychiatry and Neuroscience* 43, n.º 1 (2018): 7-25; doi: 10.1503/jpn.170021.

8. Laurie Keefer y E. B. Blanchard, «A One Year Follow-Up of Relaxation Response Meditation as a Treatment for Irritable Bowel Syndrome».

Behaviour Research and Therapy 40, n.º 5 (2002): 541-546; doi: 10.1016/
s0005-7967(01)00065-1.

9. Rongxiang Tang, Karl J. Friston y Yi-Yuan Tang, «Brief Mindfulness Meditation Induces Gray Matter Changes in a Brain Hub». *Neural Plasticity*
2020 (2020): 8830005; doi: 10.1155/2020/8830005.

10. Jordan Fallis, «How to Stimulate Your Vagus Nerve for Better Mental Health», 24 de abril de 2022, publicado originalmente el 21 de
enero de 2017; https://www.optimallivingdynamics.com/blog/how-to-
stimulate-your-vagus-nerve-for-better-mental-health-brain-vns-ways-
treatment-activate-natural-foods-depression-anxiety-stress-heart-rate-
variability-yoga-massage-vagal-tone-dysfunction.

11. Pratibha Pradip Pandekar y Poovishnu Devi Thangavelu, «Effect of
4-7-8 Breathing Technique on Anxiety and Depression in Moderate
Chronic Obstructive Pulmonary Disease Patients». *International Journal
of Health Sciences and Research* 9, n.º 5 (2019): 209-217; https://www.
ijhsr.org/IJHSR_Vol.9_Issue.5_May2019/32.pdf.

12. Liza Varvogli y Christina Darviri, «Stress Management Techniques:
Evidence-Based Procedures That Reduce Stress and Promote Health».
Health Science Journal 5, n.º 2 (2011): 74-89; https://www.inmed.us/
wp-content/uploads/7-Stress-Management-Techniques-Eviden-
ce-Based-Procedures-that-Reduce-Stress-and-Promote-Health.-
Health-Science-Journal-2011.pdf.

13. Xiao Ma, Zi-Qi Yue, Zhu-Qing Gong, *et al.*, «The Effect of Dia-
phragmatic Breathing on Attention, Negative Affect and Stress in
Healthy Adults». *Frontiers in Psychology* 8 (2017): 874; doi: 10.3389/
fpsyg.2017.00874.

14. Marlysa B. Sullivan, Matt Erb, Laura Schmalzl, *et al.*, «Yoga Therapy and
Polyvagal Theory: The Convergence of Traditional Wisdom and Con-
temporary Neuroscience for Self-Regulation and Resilience». *Frontiers
in Human Neuroscience* 12 (2018): 67; doi: 10.3389/fnhum.2018.00067.

15. Agnieszka Golec de Zavala, Dorottya Lantos y Deborah Bowden, «Yoga
Poses Increase Subjective Energy and State Self-Esteem in Comparison
to 'Power Poses'». *Frontiers in Psychology* 8 (2017): 752; doi: 10.3389/
fpsyg.2017.00752.

16. Jocelyn N. García-Sesnich, Mauricio Garrido Flores, Marcela Her-
nández Ríos y Jorge Gamonal Aravena, «Longitudinal and Immediate
Effect of Kundalini Yoga on Salivary Levels of Cortisol and Activity of
Alpha-Amylase and Its Effect on Perceived Stress». *International Journal
of Yoga* 10, n.º 2 (2017): 73-80; doi: 10.4103/ijoy.IJOY_45_16.

17. Kimberley Luu y Peter A. Hall, «Examining the Acute Effects of Hatha Yoga and Mindfulness Meditation on Executive Function and Mood». *Mindfulness* 8, n.º 4 (2017): 873-880; doi: 10.1007/s12671-016-0661-2.

18. Anup Sharma, Marna S. Barrett, Andrew J. Cucchiara, *et al.*, «A Breathing-Based Meditation Intervention for Patients with Major Depressive Disorder Following Inadequate Response to Antidepressants: A Randomized Pilot Study». *Journal of Clinical Psychiatry* 78, n.º 1 (2017): e59-e63; doi: 10.4088/JCP.16m10819.

19. Mayo Clinic Staff, «Tai Chi: A Gentle Way to Fight Stress». Mayo Clinic, 26 de febrero de 2021; https://www.mayoclinic.org/healthy-lifestyle/stress-management/in-depth/tai-chi/art-20045184.

20. Sarosh J. Motivala, John Sollers, Julian Thayer y Michael R. Irwin, «Tai Chi Chih Acutely Decreases Sympathetic Nervous System Activity in Older Adults». *Journals of Gerontology: Series A* 61, n.º 11 (2006): 1177-1180; doi: 10.1093/gerona/61.11.1177.

21. Tonny Elmose Andersen, Yael Lahav, Hanne Ellegaard y Claus Manniche, «A Randomized Controlled Trial of Brief Somatic Experiencing for Chronic Low Back Pain and Comorbid Post-Traumatic Stress Disorder Symptoms». *European Journal of Psychotraumatology* 8, n.º 1 (2017): 1331108; doi: 10.1080/20008198.2017.1331108.

22. José Alexandre S. Crippa, Guilherme Nogueira Derenusson, Thiago Borduqui Ferrari, *et al.*, «Neural Basis of Anxiolytic Effects of Cannabidiol (CBD) in Generalized Social Anxiety Disorder: A Preliminary Report». *Journal of Psychopharmacology* 25, n.º 1 (2011): 121-130; doi: 10.1177/0269881110379283.

23. Matthew N. Hill y Sachin Patel, «Translational Evidence for the Involvement of the Endocannabinoid System in Stress-Related Psychiatric Illnesses». *Biology of Mood and Anxiety Disorders* 3, n.º 1 (2013): 19; doi: 10.1186/2045-5380-3-19.

24. Alline C. Campos, Zaira Ortega, Javier Palazuelos, *et al.*, «The Anxiolytic Effect of Cannabidiol on Chronically Stressed Mice Depends on Hippocampal Neurogenesis: Involvement of the Endocannabinoid System». *International Journal of Neuropsychopharmacology* 16, n.º 6 (2013): 1407-1419; doi: 10.1017/S1461145712001502.

Capítulo 7

1. James Clear, *Hábitos atómicos: cambios pequeños, resultados extraordinarios.* Diana Editorial, 8 septiembre 2020, 25.

2. Joanna Rymaszewska, David Ramsey y Sylwia Chładzinska-Kiejna, «Whole-Body Cryotherapy as Adjunct Treatment of Depressive and Anxiety Disorders». *Archivum Immunologiae et Therapie Experimentalis* (Warsz) 56, n.º 1 (2008): 63-68. doi: 10.1007/s00005-008-0006-5.

3. Erik M. Olsson, Bo von Schéele y Alexander G. Panossian, «A Randomised, Double-Blind, Placebo-Controlled, Parallel-Group Study of the Standardised Extract SHR-5 of the Roots of Rhodiola rosea in the Treatment of Subjects with Stress-Related Fatigue». *Planta Medica* 75, n.º 2 (2009): 105-112; doi: 10.1055/s-0028-1088346.

4. Q. G. Chen, Y. S. Zeng, Z. Q. Qu, *et al.*, «The Effects *of Rhodiola rosea* Extract on 5-HT Level, Cell Proliferation and Quantity of Neurons at Cerebral Hippocampus of Depressive Rats». *Phytomedicine* 16, n.º 9 (2009): 830-838; doi: 10.1016/j.phymed.2009.03.011.

5. Marc Maurice Cohen, «Tulsi –*Ocimum sanctum*: A Herb for All Reasons». *Journal of Ayurveda and Integrative Medicine* 5, n.º 4 (2014): 251-259; doi: 10.4103/0975-9476.146554.

6. Mayumi Nagano, Kuniyoshi Shimizu, Ryuichiro Kondo, *et al.*, «Reduction of Depression and Anxiety by 4 Weeks *Hericium erinaceus* Intake». *Biomedical Research* 31, n.º 4 (2010): 231-237; doi: 10.2220/biomedres.31.231.

7. Deepak Langade, Subodh Kanchi, Jaising Salve, *et al.*, «Efficacy and Safety of Ashwagandha (*Withania somnifera*) Root Extract in Insomnia and Anxiety: A Double-Blind, Randomized, Placebo-Controlled Study». *Cureus* 11, n.º 9 (2019): e5797; doi: 10.7759/cureus.5797.

8. Christoph A. Thaiss, David Zeevi, Maayan Levy, *et al.*, «Transkingdom Control of Microbiota Diurnal Oscillations Promotes Metabolic Homeostasis». *Cell* 159, n.º 3 (2014): 514-529; doi: 10.1016/j.cell.2014.09.048.

9. Jiffin K. Paulose, John M. Wright, Akruti G. Patel y Vincent M. Cassone, «Human Gut Bacteria Are Sensitive to Melatonin and Express Endogenous Circadian Rhythmicity». *PLoS One* 11, n.º 1 (2016): e0146643; doi: 10.1371/journal.pone.0146643.

10. Laura I. Hazlett, Mona Moieni, Michael R. Irwin, *et al.*, «Exploring Neural Mechanisms of the Health Benefits of Gratitude in Women: A Randomized Controlled Trial». *Brain, Behavior, and Immunity* 95 (2021): 444-453; doi: 10.1016/j.bbi.2021.04.019.

11. Alex M. Wood, Stephen Joseph, Joanna Lloyd y Samuel Atkins, «Gratitude Influences Sleep Through the Mechanism of Pre-Sleep Cognitions». *Journal of Psychosomatic Research* 66, n.º 1 (2009): 43-48; doi: 10.1016/j.jpsychores.2008.09.002.

12. American Heart Association News, «Could Sunshine Lower Blood Pressure? Study Offers Enlightenment». 28 de febrero de 2020, https://www.heart.org/en/news/2020/02/28/could-sunshine-lower-blood-pressure-study-offers-enlightenment.

13. Alan C. Geller, Nina G. Jablonski, Sherry L. Pagoto, *et al.*, «Interdisciplinary Perspectives on Sun Safety». *JAMA Dermatology* 154, n.º 1 (2018): 88-92; doi: 10.1001/ jamadermatol.2017.4201.

14. Akinori Masuda, Takashi Kihara, Tsuyoshi Fukudome, *et al.*, «The Effects of Repeated Thermal Therapy for Two Patients with Chronic Fatigue Syndrome». *Journal of Psychosomatic Research* 58, n.º 4 (2005): 383-387; doi: 10.1016/j.jpsychores.2004.11.005.

15. Tanjaniina Laukkanen, Jari A. Laukkanen y Setor K. Kunutsor, «Sauna Bathing and Risk of Psychotic Disorders: A Prospective Cohort Study». *Medical Principles and Practice* 27, n.º 6 (2018): 562-569; doi: 10.1159/000493392.

16. Taryn Luntz, «U.S. Drinking Water Widely Contaminated». *Scientific American*, 14 de diciembre de 2009; https://www.scientificamerican.com/article/tap-drinking-water-contaminants-pollutants/.

17. Elmar Wienecke y Claudia Nolden, «Langzeit-HRV-Analyse zeigt Stressreduktion durch Magnesiumzufuhr [Long-Term HRV Analysis Shows Stress Reduction by Magnesium Intake]». *MMW Fortschritte der Medizin* 158, supl. 6 (2016): 12-16; doi: 10.1007/s15006-016-9054-7.

18. Danny Phelan, Patricio Molero, Miguel A. Martínez-González y Marc Molendijk, «Magnesium and Mood Disorders: Systematic Review and Meta-Analysis». *BJPsych Open* 4, n.º 4 (2018): 167-179; doi: 10.1192/bjo.2018.22.

19. Asmir Gračanin, Lauren M. Bylsma y Ad J. J. M. Vingerhoets, «Is Crying a Self-Soothing Behavior?». *Frontiers in Psychology* 5 (2014): 502; doi: 10.3389/fpsyg.2014.00502.

20. Juan Murube, «Hypotheses on the Development of Psychoemotional Tearing». *The Ocular Surface* 7, n.º 4 (2009): 171-175; doi: 10.1016/s1542-0124(12)70184-2.

21. Ruth Ann Atchley, David L. Strayer y Paul Atchley, «Creativity in the Wild: Improving Creative Reasoning Through Immersion in Natural Settings». *PLoS One* 7, n.º 12 (2012): e51474; doi: 10.1371/journal.pone.0051474.

22. Margaret M. Hansen, Reo Jones y Kirsten Tocchini, «Shinrin-Yoku (Forest Bathing) and Nature Therapy: A State-of-the-Art Review». *International Journal of Environmental Research and Public Health* 14, n.º 8 (2017): 851; doi: 10.3390/ijerph14080851.

23. Qing Li, «Effect of Forest Bathing Trips on Human Immune Function». *Environmental Health and Preventive Medicine* 15, n.º 1 (2010): 9-17; doi: 10.1007/s12199-008-0068-3.
24. *Ibid.*
25. Department of Economic and Social Affairs, United Nations, «2018 Revision of World Urbanization Prospects», 16 de mayo de 2018. https://www.un.org/development/desa/publications/2018-revision-of-world-urbanization-prospects.html#:~:text=Today%2C%20 55%25%20of%20the%20world's,increase%20to%2068%25%20 by%202050.
26. Catherine E. Milner y Kimberly A. Cote, «Benefits of Napping in Healthy Adults: Impact of Nap Length, Time of Day, Age, and Experience with Napping». *Journal of Sleep Research* 18, n.º 2 (2009): 272-281; doi: 10.1111/j.1365-2869.2008.00718.x.
27. Jennifer R. Goldschmied, Philip Cheng, Kathryn Kemp, *et al.*, «Napping to Modulate Frustration and Impulsivity: A Pilot Study». *Personality and Individual Differences* 86 (2015): 164-167; doi: 10.1016/j.paid.2015.06.013.
28. Sanae Oriyama, Yukiko Miyakoshi y Toshio Kobayashi, «Effects of Two 15-min Naps on the Subjective Sleepiness, Fatigue and Heart Rate Variability of Night Shift Nurses». *Industrial Health* 52, n.º 1 (2014): 25-35; doi: 10.2486/indhealth.2013-0043.
29. Madhukar H. Trivedi, Tracy L. Greer, Timothy S. Church, *et al.*, «Exercise as an Augmentation Treatment for Nonremitted Major Depressive Disorder: A Randomized, Parallel Dose Comparison». *Journal of Clinical Psychiatry* 72, n.º 5 (2011): 677-684; doi: 10.4088/JCP.10m06743.

Agradecimientos

Amber, Solomon y Shiloh: os querré hasta el fin de los tiempos, y el mundo me parecerá hermoso mientras estéis a mi lado.

A mi equipo: sois mi familia y mis amigos más íntimos. Gracias por la constante dedicación, diligencia y compasión con la que os habéis comportado con nuestros pacientes y los demás.

A mis pacientes de todo el mundo: gracias por dejarme formar parte de vuestro sagrado viaje hacia el bienestar. No me tomo esa responsabilidad a la ligera. Serviros es un verdadero honor.

A Heather, Diana, Michele y todos los miembros de Rodale y Waterbury: sois el mejor equipo literario con el que podría haber soñado. Gracias por tener en cuenta siempre mi perspectiva y hacer todo lo posible por plasmarla en el libro.

A Gretchen: gracias por tu amistad y por poner el corazón en estas páginas conmigo.

A Gwyneth: la primera persona a la que le conté lo que quería que dijera este libro. Eres una amiga de verdad. Gracias por tu profunda bondad y por apoyarme siempre.

A Kiki y mi familia Goop: os estoy inmensamente agradecido. Gracias por vuestros años de amistad y por darme voz.

A Elle Macpherson, doctor Alejandro Junger, Melissa Urban, doctor Josh Axe, Jason y Colleen Wachob: gracias por vuestra amistad, apoyo, orientación y consejos personales y profesionales a lo largo de los años en este espacio de bienestar.

Por último, gracias a todos en el mundo de la medicina funcional y el bienestar por seguir siendo una luz en la oscuridad.

Índice temático

Acerca del autor

El doctor WILL COLE, licenciado en Medicina Funcional, Medicina Natural y Quiropráctica, es un destacado experto en medicina funcional que atiende a pacientes a escala internacional y ha creado uno de los centros pioneros de teleasistencia de medicina funcional. Está considerado como uno de los cincuenta mejores médicos de medicina funcional e integrativa de Estados Unidos, y su especialidad consiste en investigar clínicamente los factores subyacentes de las enfermedades crónicas y en personalizar un enfoque de medicina funcional para problemas de tiroides, afecciones autoinmunes, desequilibrios hormonales, trastornos digestivos y problemas cerebrales. Es el presentador del pódcast *The Art of Being Well* y autor de *Mi plan keto-tariano*, *El espectro de la inflamación* y *Ayuno intuitivo*, este último *bestseller* de la lista del *New York Times*. Para más información y para conectar con él en las redes sociales, visita www.drwillcole.com.